技能型人才培养"十三五"规划实训教材

营养与膳食指导

主　编　韦柳春　潘　毅

副主编　黄小萍　黄兴华　黄中天　岑业瑞

编　者　（按姓氏笔画排序）

马文斌　韦金英　韦柳英　韦柳春

岑业瑞　张明仙　陆秋江　黄小萍

黄中天　黄兴华　潘　毅

西安交通大学出版社

XI'AN JIAOTONG UNIVERSITY PRESS

图书在版编目(CIP)数据

营养与膳食指导/韦柳春,潘毅主编. —西安:西安交通大学出版社,2017.8

技能型人才培养"十三五"规划实训教材

ISBN 978-7-5605-9960-1

Ⅰ.①营… Ⅱ.①韦… ②潘… Ⅲ.①营养学-高等职业教育-教材 ②膳食-食物营养-高等职业教育-教材 Ⅳ.①R151

中国版本图书馆 CIP 数据核字(2017)第 196219 号

书　　名	营养与膳食指导
主　　编	韦柳春　潘　毅
责任编辑	王银存

出版发行　西安交通大学出版社
　　　　　(西安市兴庆南路 10 号　邮政编码 710049)
网　　址　http://www.xjtupress.com
电　　话　(029)82668357　82667874(发行中心)
　　　　　(029)82668315(总编办)
传　　真　(029)82668280
印　　刷　陕西时代支点印务有限公司
开　　本　787mm×1092mm　1/16　印张　6.75　字数　152 千字
版次印次　2018 年 8 月第 1 版　2018 年 8 月第 1 次印刷
书　　号　ISBN 978-7-5605-9960-1
定　　价　28.00 元

技能型人才培养"十三五"规划实训教材建设委员会

FOREWORD
前言

  《营养与膳食指导》紧紧围绕"培养在基层医疗卫生机构、社区卫生服务机构和食堂及餐饮业等处工作,具有职业生涯发展基础的技能型、服务型的高素质工作者"这一目标,在坚持教材建设"三基"(基本理论、基本知识、基本技能),"三特定"(特定对象、特定要求、特定限制)原则的基础上,在服务定位、培养目标、能力要求、内容和形式等方面进行了不同程度的改革和创新,力争目标明确、内容精练、技能适宜、宜教宜学。

  本教材的编写主要根据编者们在做"基于工作过程为导向的农村医学专业课程开发"课题实践教学中,结合中职学生的认知特点,以工作过程为导向,技能为主线,知识为工具,完成工作任务为结果,实现能力的培养和素质的提高。本教材的编写是由多名担任农村医学专业课程教学的教师在开展模块教学实践过程编写的,参照刘锜主编的"全国中等卫生职业教育卫生部'十一五'规划教材"《营养与膳食指导》第2版的教学大纲,本着传授理论知识、提高技能操作、培养能力、提高素质为一体的原则,贯彻"以服务为宗旨,基于工作过程为导向"的职业教育理念,将教材内容进行了整合、优化、创新,力求简明、通俗易懂、循序渐进、有效使用。

  本教材共四个模块:膳食调查与膳食计算、食谱编制、社区营养指导、医院膳食指导。每个模块都有任务,设置技能要求和相关知识,用以指导学生明确目标,掌握知识和提高技能,模块后设有综合测试,可方便教师引导教学和学生温习功课。

  本教材适用于三年制中等卫生职业教育各职业选修课,也可供从事营养工作的人员培训、学习、参考。

  本教材在编写过程中得到了各编者的大力支持,同时,本教材还参考引用了一些相关书籍和文献,在此一并表示诚挚谢意。

韦柳春

2018 年 5 月

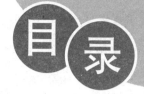

CONTENTS

目录

绪 论

民以食为天,人类为了生存、生活和劳动而不断地从外界环境中摄取食物,从而有了对膳食营养和各类食物的作用的不断深入了解。随着人类社会科学技术的进步,营养学已发展成为一门在保障和维护人民健康中发挥着不可替代作用的重要学科。膳食讲究营养和膳食合理调配,且已被人们在生活中追求和实践。在日常生活中,绝大多数人对膳食的搭配和营养了解不多,需要得到营养和膳食方面的指导。

一、基本概念

1. 营养 营养是人体摄取、消化、吸收和利用食物中营养素维持生命活动的整个过程。这一过程包括新陈代谢、维持正常的生理、生化、免疫功能以及生长发育等生命活动。

2. 营养素 营养素是指食物中含有的能维持生命、促进生长发育和健康的化学物质。人体摄入的营养素可概括为六大类:蛋白质、脂类、碳水化合物、无机盐、维生素和水。

3. 膳食 膳食是指经过加工、烹调处理后的食物,即把食物加工成人们进食的饭菜。各种食物经过合理的搭配和烹调加工成为人们的膳食。

营养与膳食属于生命科学的一个分支,是研究营养和食物与人体健康的关系,是研究如何选择、搭配、加工、烹调食物,以及食物在人体内的消化、吸收、利用、代谢及生长发育、维护健康和促进疾病治疗与康复相关过程的一门学科。

二、《营养与膳食指导》的主要内容

从了解人体对营养素需求、合理营养、平衡膳食的角度出发,本着指导的原则《营养与膳食指导》主要介绍以下四个模块的内容:①膳食调查与膳食计算——通过对膳食的调查与计算,学习相关营养学的基础知识;②食谱编制——按合理营养与平衡膳食的原则,编制合格食谱;③社区营养指导——应用相关营养知识为社区人群开展营养教育与干预;④医院膳食指导——重点介绍医院膳食的种类及膳食要求,并针对一些常见病开展营养治疗。

三、学习《营养与膳食指导》的目的及意义

1. 目的 一是了解和利用食物中的各种营养素,用于预防和治疗各种营养不良与营养缺乏症,并根据各类人群特点给予膳食指导;二是研究营养如何促进健康,通过合理的营养减少疾病的发生和促进患者的康复,延长人们的寿命和提高生命质量。

2. 意义 随着医学科学的发展,营养与健康的关系越来越被人们所认识。通过广泛开展营养宣传教育,普及营养科学知识,改善人们的不良饮食习惯,许多与营养有关的疾病在一定

程度上得到控制,对保证社会人体健康、增强国民体质、提高机体的抗病能力和劳动率、降低发病率和死亡率以及延长人类寿命均有重要作用。

营养与膳食和临床医学也密切相关,临床营养已成为营养学的重要分支。对患者而言,通过营养支持和调整,可提高机体抗病能力和病后的康复能力,减少并发症的发生,大大提高疾病的治疗效果。在有些情况下,营养治疗在疾病的治疗上起到主导作用。因此,医院的营养科又有"第二药房"之称。特别是近年来肠外营养的飞速发展和护理技术的提高,对营养支持又有了新的治疗手段,为临床营养的进一步发展打下了良好的基础。

为了提高学习效率,要求学生在完成学习任务的过程中,通过以教材为核心,多学一些与教材相关的书籍,并加以比较,帮助他们对技能的掌握,真正实现学以致用,享受学习的快乐。

(韦柳春 潘 毅)

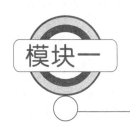

模块一 膳食调查与膳食计算

随着营养学研究的不断深入,膳食对人体健康的重要影响越来越受到人们的关注。膳食调查所得到的摄入量数据用途很广,它是国家政府机构制定政策的依据、学术界从事科研工作的依据,以及企业研发新产品的数据基础。另外,营养教育部门针对居民的膳食问题进行正确的膳食指导也都需要膳食评价方面的数据。为了了解不同地区、不同生活条件下人群的膳食习惯、食物品种及每日从食物中所能摄取各种营养素的量,营养工作者经常选择适当的膳食调查方法对有关人群进行膳食计算、评价。

课题 1-1 膳 食 调 查

膳食调查是营养评价的重要组成部分和基本手段,其目的是通过对被调查者每日膳食中热能及各种营养素摄取的数量和质量的调查,再与《中国居民膳食营养素参考摄入量 DRIs》相比较,评价分析人们的膳食营养是否合理,同时给予建议和指导,为改进膳食结构和平衡膳食提供科学依据。

任务 1 一日膳食的组成

通过调查了解群体或个体一日所摄入食物的种类、重量及三餐的分配,为评价膳食是否合理和计算营养素是否平衡提供可靠依据。

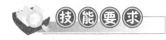

(1)搜集调查对象的基本情况调查对象的基本情况应包含性别、年龄、身高、体重、职业、体力活动水平、饮食习惯(包括是否按时进餐、一日三餐、有无饮酒等)。

(2)制作一日膳食组成调查表。

(3)采用 24 小时回顾法,询问在校中专生的一日膳食情况,并填入一日膳食组成调查表。

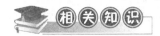

一、膳食与膳食调查

(一)膳食

膳食是指经过加工、烹调处理后的食物,即把食物加工成人们可以进食的饭食。各种食物可经过合理的搭配和烹调加工成人们接受的膳食。膳食不仅含有人体所需的各种营养素,而且还应满足人们的食欲要求(具有良好的感官性状,色、香、味俱全)和卫生要求(无毒无害、保证安全,符合国家的卫生标准)。

(二) 膳食调查

膳食调查是指通过对群体或个体每日进餐次数、摄入食物的种类和数量等调查,再根据食物成分表计算出每人每日摄入的能量和其他营养素,然后与推荐供给标准进行比较,评价出膳食质量能否满足人体所需,并了解膳食计划,食物分配和烹调加工过程中存在的问题,提出改进措施。

1. 膳食调查的目的 通过调查可以实现以下目的。

(1)可以了解各种人群(包括不同生理状况、不同生活环境及特殊劳动条件下的人群)营养是否合理,即膳食中营养素摄取情况与营养素供给量标准的符合程度。

(2)了解营养状况与调查对象的身体素质及健康状况之间的关系。

(3)及时发现营养不平衡的人群(包括营养缺乏及营养过剩,特别是肥胖),从而对他们施加一些营养干预措施,以确保居民的健康,进而提高我国居民的身体素质。

此外,通过膳食调查可以积累大量的宝贵资料,为今后开展营养监测及实施有关营养政策提供科学依据。

2. 膳食调查的方法 根据具体情况可采用称重法、记账法、询问法、膳食史法及熟食采样分析法等方法。营养工作者必须选择一个能正确反映个体或人群当时食物摄入量的方法,必要时可并用两种方法。

(1)称重法:称重法是对某一饮食单位(集体食堂或家庭)或个人的一日三餐中各餐各种食物的食用量进行称重,计算出每人每日各种营养素平均摄入量,调查时间为 3~7 日。其优点是能准确反映被调查对象的食物摄取情况,适用于团体,个人和家庭的膳食调查;缺点是花费人力和时间,不适合大规模的营养调查。

(2)记账法:此方法的基础是事物消耗账目。记账法简便、快速,可适用于大样本调查,但该调查结果只能得到全家或集体中人均的摄入量,难以分析个体膳食摄入状况,与称重法相比不够精确。

(3)询问法:询问法是通过问答方式回顾性了解调查对象的膳食营养状况,是目前较常用的膳食调查方法,适合于个体调查及人群调查。询问法通常包括膳食回顾法和膳食史回顾法。24 小时回顾法是目前最常用一种膳食调查方法,一般调查时间为 5~7 日,其中不包括节日。若居民有星期日吃得较好的习惯则应包括星期日在内的 7 日调查。调查时间也随膳食管理方法及调查方法而定。

3. 膳食调查的内容 其内容包括以下几方面。

(1)调查要求:①调查对象的基本情况应包含性别、年龄、身高、体重、职业、体力活动水平、饮食习惯(包括是否按时进餐、一日三餐、有无饮酒等);②调查期间每人每日所吃的食物品种、数量,这是膳食调查最基本的资料;③了解烹调加工方法对维生素保存的影响,过去膳食情况、饮食习惯等,以及调查对象生理状况,是否有慢性病影响等;④注意饮食制度、餐次分配是否合理。

(2)制作一日膳食组成调查表。

(3)采用 24 小时回顾法,询问在校中专生的一日膳食情况,并填入一日膳食组成调查表(表 1-1)。

表1-1　某中专学校某男生一日膳食组成

餐次	饭菜名称	食物名称	重量(g)
早餐	大米粥	大米	50
	馒头	面粉	50
	煮鸡蛋	鸡蛋	50
	煮豆腐干	豆腐干	15
	苹果	苹果	100
午餐	米饭	大米	300
	芹菜肉丝	猪肉	35
		芹菜	100
	番茄炒鸡蛋	番茄	50
		鸡蛋	100
	紫菜汤	紫菜	10
		虾皮	5
	主要调料	酱油	10
		色拉油	10
晚餐	鲜肉馄饨	面粉	50
		瘦肉	20
	米饭	大米	150
	烧茄子	茄子	200
		面粉	30
	主要调料	酱油	10
		盐	5
		色拉油	10

（韦柳春）

任务2　食物的分类

　　食物是人类获得能量和各种营养素的基本来源,是人类赖以生存、繁衍的物质基础。食物的营养价值是指某种食物所含营养素和能量满足人体营养需要的程度。食物营养价值的高低取决于食物中营养素的种类、数量、比例及消化吸收的程度。即使是同一种食物,由于品种、产地和加工、烹调方法的不同,营养价值也会存在一定的差异。

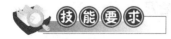
技能要求

　　（1）将常见食物按其来源进行分类。
　　（2）从营养学角度将常见食物进行分类。

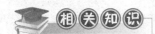 相关知识

每类食物为机体提供的营养是不同的,只食入单一品种的食物对于营养素的摄取是不利的,长此以往,会造成机体某类营养物质的缺乏,导致营养不良。因此,在每日膳食中要注意食物的搭配,最好各类食物都有,这样才有利于营养的均衡。那么,具体地说每一类中都有哪些食物呢?

一、食物按来源和性质不同分类

食物按其来源和性质不同,可以分为三类。

(1)动物性食物,如畜禽肉类、奶类、蛋类、鱼类等。

(2)植物性食物,如粮谷类、薯类、豆类、坚果类、蔬菜类、水果类等。

(3)各类食物的制品,以动物性、植物性天然食物为原料,经过加工制作的食品,如糖、油、酒、糕点、罐头等食品。

任何一种或一类食物都不能为人体提供全部所需的营养素,所以我们要学会认识食物从营养学角度的分类,以便于我们合理地搭配日常的膳食。

二、食物从营养学角度分类

从营养学角度来看,一般将食物分为以下五类。

(1)谷类及薯类:谷类包括大米、小麦、玉米、小米、高粱等;薯类包括马铃薯、红薯等。它们主要提供碳水化合物、蛋白质、膳食纤维及 B 族维生素。

(2)动物性食物:该类食物主要提供蛋白质、脂肪、矿物质、维生素 A 和 B 族维生素。

(3)豆类及其制品:该类食物包括鲜豆、根茎、叶菜、食用菌、茄果等,主要提供蛋白质、脂肪、膳食纤维、矿物质和 B 族维生素。

(4)蔬菜水果类:该类食物主要提供膳食纤维、矿物质、维生素 C 和胡萝卜素。

(5)纯热能食物:该类食物包括动植物油、淀粉、食用糖和酒类,主要提供能量。植物油还可提供维生素 E 和必需脂肪酸。

(韦柳春 黄中天)

课题1-2 膳食计算

膳食计算包括食物营养成分的计算、能量、蛋白质来源分配,以及一日三餐能量分配等。通过膳食计算可真实反映被调查者营养素的摄入量及能量的来源比,为评价平衡膳食提供有利证据。

任务1 食物营养成分的计算及评价

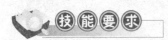 技能要求

(1)学会查附录一,中国居民膳食营养素参考摄入量;附录二,常见食物一般营养成分表

（每 100g 食部）。

（2）能够对照附录二,常见食物营养成分表（每 100g 食部）计算被调查者所摄入食物的营养成分含量。计算可参照附录三中的附表 3-1, 食物成分计算表。

（3）通过计算被调查者的各类营养素摄入量并与推荐量比较,评价营养素摄入情况。

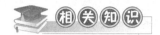

一、食物的营养价值

（一）概述

1. 营养 营养是人体摄取、消化、吸收和利用食物中营养素维持生命活动的整个过程。这一过程包括新陈代谢、维持正常的生理、生化、免疫功能及生长发育等生命活动。

2. 营养素 营养素是指食物中含有的能维持生命、促进生长发育和健康的化学物质。人体摄入的营养素可概括为六大类:蛋白质、脂类、碳水化合物、无机盐、维生素和水。

3. 营养素的生理功能 其生理功能主要表现为三个方面:①构成细胞组织,供给生长、发育和自我更新所需的材料;②提供能量;③调节机体生理活动。

二、各类营养素的营养价值

（一）蛋白质

蛋白质是生命的物质基础,是生命的存在形式,没有蛋白质就没有生命。蛋白质占人体体重的 15% ~ 18% ,占人体干重的 50% 。体内的蛋白质虽然种类繁多,性质、功能各异,但均有碳、氢、氧、氮等元素组成,其中含氮量为 16% 。蛋白质是人体氮的唯一来源,而碳水化合物和脂肪中仅含碳、氧、氢,不含氮,所以不能代替蛋白质。因蛋白质含有氮元素,在适宜温度下细菌极易繁殖,所以含有蛋白质的食品如果加工、储存不当,容易引起食物变质。

1. 蛋白质的营养价值 其意义包括以下几方面。

（1）构成和修复组织:人体的一切细胞组织都是由蛋白质组成的,组织的新陈代谢和损伤的修补,也必须依靠蛋白质,所以,每人每日都必须摄入一定量的蛋白质作为构成和修补组织的"建筑"材料。

（2）构成体内许多有重要生理作用的物质:人体的新陈代谢是提供成千上万种化学反应来实现的,这些反应都需要酶的催化,而这些具有特异作用的酶本身就是蛋白质。另外,调节生理功能的一些激素,也是以蛋白质为主要原料构成的。

（3）免疫系统重要的物质基础:蛋白质是体内抗体和白细胞的重要组成部分,并参与免疫系统和对一些有毒物质的解毒作用,使机体对外来微生物和其他有害因素具有一定的抵抗力。机体摄入蛋白质不足,可使白细胞和抗体的数量减少,降低机体的抵抗力。

（4）维持体内的酸碱及体液平衡:血红蛋白和血浆蛋白是血液中缓冲系统的重要组成部分,能够调节机体的酸碱平衡。正常人血浆和组织液之间的水不停地进行交换,能经常保持平衡,这是由于人体血浆中蛋白质的胶体渗透压在起作用。

（5）供给能量:蛋白质可以为人体提供能量,是三大产能营养素之一。每克蛋白质在体内氧化可释放 16.7kJ。机体每日所需能量的 10% ~ 15% 由蛋白质提供为宜。蛋白质还与遗传信息传递及许多重要物质的运输有关。

2. 氮平衡　在正常情况下,人类成年之后蛋白质含量稳定不变。虽然通过蛋白质的不断分解和合成,细胞组织在不断地更新,但蛋白质的总量维持动态平衡。一般认为,人体内全部蛋白质每日约有 3% 进行更新。因为氨基酸是组成蛋白质的基本单位,所以蛋白质在机体首先被分解成氨基酸,然后大部分又重新合成蛋白质,只有其中一小部分分解成尿素及其代谢产物排出体外。这种氮排出是机体不可避免的消耗损失,称为必要的氮损失。因此,为维持成年人的正常生命活动,每日必须从膳食中补充蛋白质才能维持机体内蛋白质总量的动态平衡。当机体摄入氮量和排出氮量相等,则称为氮平衡,即摄入氮量 = 排出氮量(尿素 + 粪氮 + 其他损失)。

对于正在生长发育的婴幼儿和青少年,为满足新增组织细胞合成的需要,摄入蛋白质的量应大于排出量,摄入氮量大于排出氮量,称为正氮平衡;在某些疾病状态下,可能由于大量组织细胞分解破坏,机体排出氮量大于摄入氮量,称为负氮平衡。

人体每日必须从食物中摄取一定数量的蛋白质,用于维持正常的生命活动和工作需要。如果蛋白质摄入量不足,就会使婴幼儿生长发育迟缓、智力水平发育不良;成年人缺乏蛋白质会出现体重减轻、肌肉萎缩、抵抗力下降等症状,严重缺乏时还会导致营养不良性水肿。

3. 必需氨基酸　其定义、种类及氨基酸模式叙述如下。

(1)必需氨基酸的定义和种类:氨基酸的种类有 20 多种,大致可以分为必需氨基酸、半必需氨基酸和非必需氨基酸三类。其中有些氨基酸人体内不能合成或合成速度比较慢,不能满足机体的需要,必须由食物供给,这些氨基酸称必需氨基酸。成年人体内有 8 种必需氨基酸,包括亮氨酸、异亮氨酸、赖氨酸、苯丙氨酸、甲硫氨酸、苏氨酸、色氨酸、缬氨酸;婴儿有 9 种必需氨基酸,包括以上 8 种,再加上组氨酸。此外,人体合成精氨酸、组氨酸的能力不足以满足自身的需要,需要从食物中摄取一部分,我们称之为半必需氨基酸。另外的几种氨基酸,人体可以自己合成,不必靠食物补充,我们称为非必需氨基酸。

(2)氨基酸模式:蛋白质中各种必需氨基酸之间的构成比例称为氨基酸模式。通常根据蛋白质中必需氨基酸含量,以含量最少的色氨酸为 1 计算出其他氨基酸的相应比值。几种食物蛋白质和人体蛋白质氨基酸模式比较见表 1 - 2。

表 1 - 2　几种食物蛋白质和人体蛋白质氨基酸模式

氨基酸	全鸡蛋蛋白质	牛奶	牛肉	大豆	面粉	大米	人体
异亮氨酸	3.2	3.4	4.4	4.3	3.8	4.0	4.0
亮氨酸	5.1	6.8	6.8	5.7	6.4	6.3	7.0
甲硫氨酸 + 半胱氨酸	4.1	5.6	7.2	4.9	1.8	2.3	5.5
苯丙氨酸 + 酪氨酸	3.4	2.4	3.2	1.2	2.8	2.8	2.3
苏氨酸	5.5	7.3	6.2	3.2	7.2	7.2	3.8
缬氨酸	2.8	3.1	3.6	2.8	2.5	2.5	2.9
色氨酸	1.0	1.0	1.0	1.0	1.0	1.0	1.0

为了保证人体合理营养的需要,一方面要充分满足人体对必需氨基酸所需要的量,另一方面还必须注意各种氨基酸之间的比例(因为组成人体各种组织细胞蛋白质的必需氨基酸有一

定比例）。凡是蛋白质的氨基酸模式与人体蛋白质的氨基酸模式接近的食物，在体内被利用的程度就高，这些蛋白质称为优质蛋白质。从表 1 - 2 可见，动物性食物蛋白质的氨基酸模式与人体蛋白质的氨基酸模式比较接近，其营养价值就高。因全鸡蛋蛋白质的氨基酸模式很接近人体的氨基酸模式，故其蛋白质在评价食物蛋白质营养价值时常被作为参考蛋白质。如果一种必需氨基酸的量不足，则其他氨基酸也不能被充分利用，蛋白质合成受限。相反，如果一种必需氨基酸的量过多，同样会影响氨基酸的平衡。所以，当必需氨基酸供给不足或失衡时，蛋白质合成均受到影响，可出现蛋白质缺乏症状。

4. 食物蛋白质的营养评价　食物蛋白质的营养评价主要从以下几方面判断。

（1）食物蛋白质的含量：食物蛋白质含量是评价食物蛋白质营养价值的一个重要方面。蛋白质含氮量比较恒定，平均约为 16%，故测定食物中的总氮量乘以蛋白质折算系数 6.25，即得蛋白质含量。在各类食物中，蛋白质含量以大豆类为最高（30% ~ 40%）。其他食物蛋白质含量如下：肉类 16% ~ 20%、蛋类 12%、鱼类 10% ~ 12%、奶类 4%、粮谷类为 6% ~ 8%。但蔬菜、水果含量很低，只有 1% ~ 2%。

（2）蛋白质消化率：蛋白质消化率是指食物蛋白质被消化酶水解后的吸收程度。蛋白质消化率不仅能反映蛋白质在消化道内被分解的程度，而且能反映消化后的氨基酸和肽被吸收的程度。

其公式为：

$$蛋白质消化率（\%）=［氮吸收量 \div 氮食入量］\times 100\%$$

$$氮吸收量 = 摄入氮量 -（粪氮量 - 粪代谢氮量）$$

粪氮绝大部分来自未能消化、吸收的食物氮，但也含有消化道脱落的肠黏膜细胞和代谢废物中的氮。后两者称为粪代谢氮。粪代谢氮量是在人体进食足够热量，但完全不摄取蛋白质的情况下在粪便中可以测得的。如果在测定粪氮量时忽略粪代谢氮量不计，所得的结果即称为"表观消化率"；若将粪代谢氮量计算在内的结果则称为"真消化率"或"消化率"。

蛋白质消化率会在人体、食物及其相关的多种因素影响下发生变化，如人的全身状态、消化功能、精神情绪、饮食习惯及食物的感官性态等；食物中诸如食物纤维素含量、烹调加工方式、食物与食物间的相互影响等。再如，整粒进食大豆时，其所含蛋白质消化率仅为 60%，若加工成豆腐，即可提高至 90%；一般烹调中的蒸、煮等方法对食物中蛋白质消化率影响较小；若采用高温煎炸的方法就可能破坏食物蛋白质中的部分氨基酸，还会降低蛋白质消化率。

一般采用普通的烹调工艺加工时，动物类食物蛋白质的平均消化率高于植物类食物蛋白质。奶类及乳制品中蛋白质的消化率为 97% ~ 98%，肉类中蛋白质的消化率为 92% ~ 94%，蛋类的为 98%，米饭及面制品的为 80% 左右，马铃薯的为 74%，玉米面窝头的为 66%。

植物类食物蛋白质消化率偏低的原因，与其被粗纤维素包围，不能与消化酶充分接触有关。整粒大豆中含有的抗胰蛋白酶是妨碍蛋白质的充分消化的重要因子。因此，运用特殊的加工工艺以去除植物类食物中的纤维素，或破坏抗胰蛋白酶等，可有效提高植物类食物蛋白质消化率。

（3）蛋白质生物学价值：蛋白质生物学价值亦称生物价，它表示蛋白质消化吸收后的利用程度，即转变为机体蛋白质部分所占比例。

蛋白质的生物学价值是用来评定食物蛋白质在体内被消化、吸收后的利用程度的营养学指标。通常，生物学价值是以氮储留量对氮吸收量的百分比来表示的。

$$生物学价值 = [氮储留量 ÷ 氮吸收量] × 100\%$$
$$氮储留量 = 摄入氮量 - (粪氮量 - 粪代谢氮量) - (尿氮量 - 尿内源氮量)$$
$$氮吸收量 = 摄入氮量 - (粪氮量 - 粪代谢氮量)$$
$$蛋白质的净利用率 = 生物学价值 × 消化率 = [氮储留量 ÷ 摄入氮] × 100\%$$

尿氮量和尿内源性氮量的检测原理和方法与粪氮量、粪代谢氮量的一样。大凡食物蛋白质中所含的必需氨基酸种类齐全、比例适当,与人体组织蛋白质相近似,少量即可维持氮平衡,故表明这种食物蛋白质的品质优良,生物学价值高。若其所含必需氨基酸的种类不全或含量不足,或含量尚可,但比例不当等,均表示其生物学价值偏低,品质较差。

在临床上,食物蛋白质的生物学价值对指导肝、肾患者的膳食尤为重要。生物学价值高的食物蛋白质中必需氨基酸都被用来合成人体蛋白,极少有过多的氨基酸需经肝、肾代谢而释放能量,或由尿排出多余的氮,故可大大减轻肝、肾的负担。

生物学价值越高,说明蛋白质机体利用率越高,即蛋白质的营养价值越高,最高值为100%。常见食物蛋白质生物学价值见表1-3。

表1-3 常见食物蛋白质生物学价值

蛋白质	生物学价值	蛋白质	生物学价值
鸡蛋蛋白质	94	大米	77
鸡蛋白	83	甘薯	72
鸡蛋黄	96	土豆	67
牛奶	85	小麦	67
鱼	83	扁豆	72
虾	85	白菜	76
猪肉	74	花生	59
白面粉	52	小米	57
玉米	60	蚕豆	58

蛋白质生物学价值高低取决于所含必需氨基酸种类和数量,必需氨基酸种类齐全且比例适合人体需要,则生物学价值就高,这种蛋白质又称为完全蛋白质。所含必需氨基酸种类不全的蛋白质称为不完全蛋白质,如动物胶、玉米胶蛋白等。许多植物性蛋白质虽然含8种必需氨基酸,但比例不适宜,生物学价值也不高,可互相补充,更接近人体需要,生物学价值亦相应提高,这种作用称为蛋白质互补作用。因此提倡粗粮和细粮、荤食与素食搭配食用。

5. 蛋白质食物来源 ①最好来源:各种动物性食品(奶类、蛋类、肉类和鱼类)、植物性蛋白质(大豆类)。②我国膳食中蛋白质主要来源:米、小麦。

(韦柳春 张明仙)

(二)脂类

1. 分类 食物中的脂类包括中性脂肪和类脂。中性脂肪即甘油三酯,主要有动物脂肪和植物油。动物脂肪,如猪油、牛油、羊油等,为多饱和脂肪酸,不易被人体消化吸收;植物油,如豆油、花生油、芝麻油、菜籽油、茶油等,为多不饱和脂肪酸,易被人体消化吸收,同时含有较多的维生素 A、维生素 D。类脂包括磷脂、糖脂和类固醇等。

2. 脂类的营养价值　脂肪和类脂的营养价值叙述如下。

(1)脂肪的营养价值:①存储能量和供给能量;②提供必需脂肪酸;③促进脂溶性维生素的吸收;④保护内脏;⑤增加饱腹感和改善膳食感官性状。

(2)类脂的营养价值:①参与生物膜的构成,如磷脂和胆固醇;②参与血浆脂蛋白的组成,如磷脂和胆固醇;③参与体内多种生理活性物质的合成,如胆固醇参与胆汁酸、肾上腺皮质素、性激素、维生素 D_3 等等物质的合成。

3. 必需脂肪酸　必需脂肪酸是指人体必不可缺少而自身又不能合成,必须由食物供给的多不饱和脂肪酸。人体的必需脂肪酸有亚油酸和 α - 亚麻酸两种。

必需脂肪酸的营养价值包括:①参与构成线粒体、细胞膜的组成成分;②参与脂质代谢;③参与合成前列腺素、白三烯等生物活性物质的前体;④参与组织的生长和损伤修复;⑤与动物精子形成有关。

4. 膳食脂肪营养价值的评价　膳食脂肪的营养价值可从以下三方面进行评价。

(1)脂肪的消化率:植物油的消化率为 95% 以上,动物油的消化率较低(85% 左右)。

(2)必需脂肪含量:植物油中亚油酸含量明显高于动物油,故其营养价值优于动物油。

(3)脂溶性维生素含量:海鱼肝脏脂肪、奶类脂肪中富含维生素 A、维生素 D,大豆油、麦胚油中富含维生素 E,其营养价值较高。

5. 脂肪的食物来源　①动物性脂肪:猪油、牛油、鱼油、禽类油及蛋黄油。②植物油:豆油、菜籽油、花生油、芝麻油、棉籽油、调和油。

（张明仙　黄兴华）

（三）碳水化合物

1. 分类　根据其分子能否水解及水解产物的不同有单糖、二糖、低聚糖、多糖四类。

(1)单糖:葡萄糖、果糖、半乳糖、甘露糖等。

(2)二糖:蔗糖、乳糖、麦芽糖(甜度:果糖 > 蔗糖 > 麦芽糖 > 乳糖)。

(3)低聚糖。

(4)多糖(无甜味,难溶于水):①能吸收的多糖,如淀粉、糖原(动物);②不能吸收的多糖,如纤维素、半纤维素、果胶和木质素。

2. 碳水化合物的营养价值　其营养价值叙述如下。

(1)提供能量,人体 55% ~65% 的能量来自碳水化合物。

(2)构成神经和细胞的主要成分(以糖脂、糖蛋白的形式参与所有神经和细胞的构成)。

(3)生酮作用。

(4)保肝解毒。

(5)节约蛋白质作用。

3. 膳食纤维的营养价值　因人体缺乏水解纤维素的酶,故不能被人体消化吸收。膳食纤维有以下功能:①吸收水分,软化大便;②刺激消化液的分泌,促进肠蠕动,防止便秘;③增加胃内的填充物,减缓胃排空时间,产生饱腹感而减少能量摄入,达到控制体重和减肥的作用。同时半纤维素、果胶为可溶性纤维,可在胃肠道形成很黏稠的物质,黏着一些致癌物,以起到一定的防癌作用。

4. 碳水化合物的食物来源　碳水化合物主要存在于谷类、薯类、豆类、蔬菜水果类中。膳食纤维主要是从植物性食品(谷物及各种瓜果蔬菜)中获得。

(张明仙　黄中天)

(四)无机盐

1. 分类　根据元素在人体内含量的多少,可将元素分为常量元素和微量元素。

(1)常量元素:有钙、镁、钾、钠、磷、硫、氯等。

(2)微量元素:有铁、碘、锌、硒、钴、铬、锰、铜、钼、氟等。

2. 无机盐的营养价值　其营养价值叙述如下。

(1)构成人体组织。

(2)维持组织细胞的渗透压。

(3)维持机体的酸碱平衡。

(4)维持神经肌肉兴奋性和细胞膜通透性。

(5)构成体内的生理活性物质。

(6)构成酶系统的活化剂。

3. 常见无机盐的营养价值及缺乏症　我国居民易缺乏的几种常见无机盐的营养价值及缺乏症叙述如下。

(1)钙:成年人体内含钙 1000～1200g,是人体含量最多的无机盐;99% 集中在骨骼和牙齿中,1% 分布在体液及软组织中。

钙的营养价值:①构成骨骼和牙齿;②维持神经肌肉正常的兴奋性;③参与血液凝固过程;④促进某些酶的活性;⑤降低毛细血管和细胞膜的通透性;⑥参与细胞内信息的传递。

钙的吸收:①促进钙的吸收,维生素 D、乳糖、蛋白质可与钙形成可溶性物质,因此能促进钙的吸收;②抑制钙的吸收,含植酸的谷类和含草酸过多的蔬菜,如菠菜、红苋菜、竹笋等,因与食物中的钙形成不溶性钙盐而影响钙的吸收。

缺乏症:钙缺乏症是我国较常见的营养性疾病。长期缺钙,儿童可产生佝偻病;成年人,特别是育龄期妇女,易发生骨质软化;老年人易患骨质疏松症。

食物来源:奶类及其制品为钙的最好来源;小虾和海带、绿叶蔬菜、豆类食品、谷类等食物中也富含钙。

(2)铁:成年人体内含铁 3～5g。铁是人体含量最多的微量元素。

铁的营养价值:①参与血红蛋白等物质的构成;②参与多种重要的生理过程和生化反应。

铁的吸收和利用:膳食中的铁来源有血红素铁和高价铁,前者主要存在于动物性食物中,血红素铁可直接被肠黏膜上皮细胞吸收;后者主要存在于植物性食物中,高价铁须在消化液的作用下,还原为二价铁才能被吸收。维生素 C、维生素 B_2、含巯基氨基酸、胃酸等因素可促进铁的吸收。膳食中的植酸、草酸、磷酸和碳酸等因素可抑制铁的吸收。

缺乏症:铁是比较容易缺乏的元素。铁缺乏症是我国主要营养缺乏症之一。膳食中铁长期供应不足,可导致缺铁性贫血,特别是婴幼儿、孕妇及乳母更易发生。另外,长期因月经过多、痔疮、消化道溃疡等疾病引起的过量失血也会导致铁的缺乏。缺铁性贫血在世界各国各种人群中均有发生,是被世界卫生组织列为全球预防和控制的疾病之一。

食物来源:血、肝、肉、禽、黑木耳、黑芝麻等食物中富含铁;红糖、蛋黄、干果等食物也是铁的良好来源;鱼、谷类、菠菜、扁豆、豌豆等食物中含铁量一般;奶制品、蔬菜、水果中含铁量较少。

（3）锌:成年人体内含锌 2～3g。

锌的营养价值:①参与体内多种金属酶的合成;②促进生长发育及创伤愈合;③促进性器官的正常发育;④促进食欲;⑤促进维生素 A 代谢;⑥参与免疫过程。

锌的吸收和利用:海产品、红色肉类、动物内脏等动物性食品中含锌量丰富,吸收率高,是锌的良好来源。

缺乏症:长期供锌不足引起锌缺乏病,主要表现为儿童生长迟缓、性发育障碍、性功能减退、食欲减退、味觉迟钝甚至丧失、伤口不易愈合、易感染等。孕妇缺锌,胎儿可发生中枢神经系统先天性畸形。

食物来源:贝类海产品、红肉、内脏（肝、脑、心等）、干果、谷类胚芽、麦麸中含锌量丰富;干酪、燕麦、花生、花生酱也是良好来源;蔬菜、水果中等含锌量较少。

（4）其他无机盐　其他无机盐的营养价值及食物来源见表 1-4。

表 1-4　其他无机盐的生理功能及食物来源简表

名称	营养价值	缺乏症状	食物来源	每日参考摄入量（成年人）
铜	含铜金属酶、铜蛋白成分:促进血红蛋白合成;维持神经纤维功能	贫血、生长迟缓、骨质疏松、白细胞减少	谷类、豆类、动物内脏、水产品、坚果	2mg(AI)
镁	酶的激活剂;参与蛋白质合成;调节神经肌肉兴奋性;心血管保护因子	肌肉震颤、手足抽搐、共济失调、心律失常、血压升高	粗粮、干豆、坚果、绿叶蔬菜、肉类、海产品	350mg(AI)
锰	酶激活剂;促进骨的钙化;促进生长发育与性成熟	人体未见缺锰报道	黑木耳、黄花菜、坚果、粮谷类、海参	305mg(AI)
铬	促进胰岛素的作用;影响糖、脂与蛋白质的代谢;构成葡萄糖耐量的成分	出现糖尿病体征、生长发育停滞及血脂增高	肉类、海产品、谷类、豆类、坚果、菌藻、啤酒、酵母	50μg(AI)
钼	含钼酶的组成成分;有保护类固醇激素受体的作用	人体未见缺钼报道	奶类及奶制品、干豆、谷类及其制品、肝、肾	60μg(AI)
钴	维生素 B_{12} 的主要成分	人体未见缺钴报道	肝、肾、肉、蔬菜	—

（张明仙　岑业瑞）

（五）维生素

1. 维生素的共同特点　其共同特点叙述如下。

（1）均以维生素本体或前体物质存在于天然食品中。

（2）一般在人体不能合成或合成数量不能满足机体生理需要,必须从食物中获取。

（3）不参与构成人体，也不供给机体能量，只需少量就可满足需要。

2. 维生素的分类　按其溶解性分为两大类。

（1）脂溶性维生素：维生素 A、维生素 D、维生素 E、维生素 K。

（2）水溶性维生素：B 族维生素（维生素 B_1、维生素 B_2、维生素 B_6、维生素 B_{12}）和维生素 C。

3. 脂溶性维生素　叙述如下。

（1）维生素 A 与胡萝卜素：维生素 A 又名视黄醇，主要存在于鱼类肝脏，植物中的胡萝卜素是它的前体物质，在体内转化为维生素 A。

维生素 A 的营养价值：①参与视紫红质的形成，维持夜间正常视力；②维持上皮组织的正常结构，增强机体防御能力；③促进生长和骨骼发育；④抗癌作用；⑤维持机体正常免疫。

缺乏症：维生素 A 长期缺乏可引起眼结膜干燥角化，形成眼干燥症，进一步发展可使角膜软化、穿孔而致失明；皮肤干燥、毛囊角化；儿童生长发育迟缓，易感染。长期过量摄入可引起维生素 A 过多症，主要表现为厌食、恶心、呕吐、易激动，毛发稀少，肝大，肢体活动受限。

食物来源：①动物性食物，动物肝、未脱脂乳和乳制品以及蛋类中含量较高；②植物性食物，胡萝卜素以深绿色、红黄色蔬菜中含量为多。

（2）维生素 D：维生素 D 为固醇类衍生物，具抗佝偻病作用，又称抗佝偻病维生素。

维生素 D 的营养价值：①促进小肠对钙、磷的吸收；②促进骨质钙化和骨质溶解；③促进肾脏对钙磷的重吸收。

缺乏症：维生素 D 缺乏，儿童可患佝偻病，成年人可患骨质软化症和骨质疏松症，多见于孕妇、哺乳期妇女和老年人。严重者血钙明显下降，可引起手足痉挛症。但摄入过多可引起维生素 D 中毒，出现厌食、呕吐、腹泻、头痛、关节痛等症状。

食物来源：动物肝脏、鱼肝油和禽蛋类食物中含有维生素 D。

4. 水溶性维生素　叙述如下。

（1）维生素 B_1：维生素 B_1 又称硫胺素，或抗神经炎维生素，或抗脚气病维生素。

维生素 B_1 的营养价值：①物质和能量代谢的重要辅酶；②促进胃肠功能。

缺乏症：长期食用加工过于精细的面粉、大米，同时缺少粗杂粮和副食的合理补充，易导致维生素 B_1 缺乏，体内代谢发生障碍，严重者会导致脚气病。脚气病的典型临床表现是多发性神经炎、肌肉萎缩和水肿。

食物来源：粮谷类、豆类、坚果类、动物内脏、瘦肉、蛋类等食物中含有维生素 B_1。

（2）维生素 B_2：维生素 B_2 又称核黄素。

维生素 B_2 的营养价值：①机体中许多重要辅酶的组成成分，参与组织呼吸过程；②能促进蛋白质、脂肪和糖类的代谢；③参与体内铁的吸收、储存与动员。

缺乏症：维生素 B_2 缺乏时导致物质代谢障碍，影响细胞氧化作用而出现多种病变，如口角炎、唇炎、舌炎、阴囊炎及脂溢性皮炎等。

食物来源：蛋类、瘦肉、乳类和动物内脏，以及谷类和豆类等食物中富含维生素 B_2。

（3）维生素 C：维生素 C 又称 L-抗坏血酸。

维生素 C 的营养价值：①促进胶原蛋白形成；②参与氧化还原体系；③参与胆固醇代谢；④抗癌作用；⑤参与解毒作用。

缺乏症：维生素 C 缺乏时，毛细血管脆性增加，出现牙龈红肿、肌肉关节疼痛等症状。严重时导致坏血病，表现为牙龈肿胀出血，伤口不易愈合，骨骼钙化异常及有出血倾向，黏膜和内脏出血,如尿血、便血等。

食物来源:新鲜的蔬菜和水果都是维生素 C 的良好来源。

(黄小萍 张明仙)

(六)水

1. 概述 水是生命的源泉,是人体含量最多的成分,占成年人体重的 65%,占新生儿的 90% 以上。人的一切生命现象和生理活动都不能离开水。

2. 水的生理功能 水的生理功能包括以下几点。

(1)构成人体组织,是维持生命必不可少的物质。

(2)作为营养素等物质的溶剂。

(3)直接参与物质代谢。

(4)作为各种物质的载体。

(5)润滑作用,维持器官的形态和性状。

(6)调节体温。

3. 水的平衡 人体每日排出水的量与摄取的量保持着平衡关系,摄取多则排出多,摄取少则排出少。成年人每日至少必须排出 500ml 尿液,称最低尿量;经呼吸蒸发水约 400ml;经皮肤蒸发水分约 500ml;气温高,大量出汗时更多,从大便中丧失的水分约为 100ml。以上途径是正常情况下的成年人失水的基本量,约为 1500ml,称最低需水量。表 1-5 所示为正常成年人每日水的摄入量和排出量。

表 1-5 正常成年人每日水的摄入量和排出量(ml)

水的摄入量		水的排出量	
饮水	1200	肾排出	1500
食物水	1000	肺呼出	350
代谢水	300	皮肤蒸发	500
		粪便排出	150
总计	2500		2500

(潘 毅 韦金英)

任务2 能量的来源及一日三餐分配

人体为维持生命代谢和从事体力活动,每日都需要一定的能量。目前已知的能产能的营养素有碳水化合物、蛋白质和脂肪。产能营养素进入人体后,通过生物氧化释放能量,在生理条件下释放出能量供机体各组织器官活动所需。

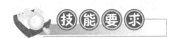技能要求

(1)计算被调查者一日所摄入的碳水化合物、蛋白质和脂肪三大产能营养素供给的能量总量,见附录三中的附表 3-2,膳食营养素评价表;附表 3-3,能量来源分配。

（2）分别计算被调查者三餐能量占总能量的比例,评价其三餐分配是否合理,参照附录三中的附表3－4,一日三餐能量分配。

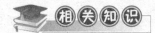 相关知识

一、能量概述

（一）能量单位

营养学上所使用的能量单位,多年来一直用卡或千卡。目前,国际和我国通用的能量单位是焦耳(J)。营养学上常用千焦(kJ)或(MJ),两种能量单位的换算如下。

$$1kcal = 4.184kJ$$

$$1MJ = 239kcal$$

（二）能量的来源与能量系数

人类所需要的能量来源于动物和植物中的碳水化合物、脂肪、蛋白质,三者统称为"产能营养素"或能源物质。

1g碳水化合物、1g蛋白质和1g脂肪在体内氧化时分别释放17.15kJ、18.20kJ和39.54kJ的能量。每克碳水化合物、蛋白质、脂肪在体内氧化产生的能量称为能量系数。食物在人体的消化道内不能被完全消化吸收,一般混合膳食中碳水化合物吸收率为98%、蛋白质吸收率为92%、脂肪吸收率为95%,故三种产能营养素的能量系数如下所示。

$$碳水化合物:17.15kJ×98\% = 16.80kJ$$

$$蛋白质:18.20kJ×92\% = 16.74kJ$$

$$脂肪:39.54kJ×95\% = 37.56kJ$$

（三）能量来源分配

根据我国居民的膳食习惯,碳水化合物提供的能量应占总能量的55%～65%,蛋白质占10%～15%,脂肪占20%～30%。脂肪在膳食中的供能比例不宜超过供能总量的30%。

二、机体能量消耗

（一）机体能量消耗概述

人体对能的需要取决于人体能量的消耗量。人体能量消耗主要用于维持基础代谢、从事活动和满足食物特殊动力作用三个方面。一般处于生长期的婴幼儿、青少年需要额外的能量用于机体生长发育;孕妇要摄入更多的能量供胎儿的生长发育;哺乳期妇女要储存能量以供泌乳;创伤患者康复期间也需要额外的能量补充。

（二）基础代谢

基础代谢是维持生命活动的最低能量消耗,即人体在清醒、静卧、空腹(进食后12～14小时)、思想放松、室温适宜(18～25℃)时维持呼吸、心跳、体温、循环、腺体分泌、肌肉紧张度等生理活动所消耗的能量。

（三）体力活动

人们每日都从事着各种各样的体力活动,活动强度的大小、时间的长短、动作的熟练程度

都影响能量的消耗,这是人体能量消耗中变动最大的一部分。体力活动一般分为职业活动、社会活动、家务活动和休闲活动,其中职业活动消耗的能量差别最大。世界卫生组织将职业劳动强度分为三个等级作为估算不同等级劳动光强度的综合能量指数。我国也采用此种分级方法,体力活动强度由以前的 5 级调整为 3 级,划分等级标准见表 1-6。

表 1-6 建议中国成年人活动强度分级

活动强度	工作内容举例	PAL	
		男	女
轻	办公室工作、修理电器钟表、售货员、酒店服务员、化学实验操作、讲课等	1.55	1.56
中	学生日常活动、机动车驾驶、电工安装、车床操作、金属切割等	1.78	1.64
重	非机械化农业劳动、炼钢、舞蹈、体育活动、装卸、采矿等	2.10	1.82

注:PAL 是指体力活动水平,PAL = 一项活动每分钟能量消耗量/每分钟基础代谢的能量消耗量。

(四)食物特殊动力作用

食物特殊动力作用又称食物热效应,是指由于进食而引起能量消耗增加的现象。人体在摄食的过程中,要对食物中的营养素进行消化、吸收、代谢和转化等,这些过程的进行都需要额外消耗能量。进食混合膳食的热效应约相当于食物所产总能量的 10%。不同食物的热效应也会因食物成分而异。例如,摄食蛋白质所引起的额外能量消耗特别高,可达其本身所产生能量的 30% 以上,脂肪最低,为 4% ~ 5%,碳水化合物为 5% ~ 6%。此外,食物热效应与进食量和进食频率有关,摄食越多,热消耗也越多,吃得快比吃得慢者食物热效应高。

三、膳食能量推荐摄入量

人体能量的来源主要是碳水化合物、蛋白质和脂肪。这三类营养素普遍存在于各种食物中。我国居民的膳食以植物性食品为主,谷类居第一位,蔬菜类和水果类占第二位,鱼类、禽类、肉类、蛋类等动物性食物位于第三位,奶类和豆类食物占第四位,最后是油脂类。三餐的能量分配要合理,一般早餐、中餐、晚餐的能量分别占一天总能量的 30%、40%、30% 为宜。早餐有食欲者,早餐比例还可增高。不同年龄段的人群的能量供给可以参见中国营养学会制订的膳食推荐摄入量。中国成年人膳食能量推荐摄入量见表 1-7。

表 1-7 中国成年人膳食能量推荐摄入量(RNI)

年龄(岁)	RNI(MJ/d)		RNI(kcal/d)	
	男	女	男	女
18 ~				
轻体力活动	10.03	8.80	2400	2100
中体力活动	11.29	9.62	2700	2300
重体力活动	13.38	11.30	3200	2700
50 ~				

年龄（岁）	RNI(MJ/d)		RNI(kcal/d)	
	男	女	男	女
轻体力活动	9.62	8.00	2300	1900
中体力活动	10.87	8.36	2600	2000
重体力活动	13.00	9.20	3100	2200
60 ~				
轻体力活动	7.94	7.53	1900	1800
中体力活动	9.20	8.36	2200	2000
70 ~				
轻体力活动	7.94	7.10	1900	1800
中体力活动	8.80	8.00	2100	1900
80 ~				
	7.74	7.10	1900	1700

注：1kcal = 4.184kJ。

四、能量平衡

衡量能量平衡的常用指标是身体质量指数（BMI），简称体质指数。它是判断机体能量供需平衡和反映蛋白质能量营养不良及肥胖症的可靠指标。表1-8所示为体质指数分级。

表1-8　体质指数分级

等级	BMI 值
肥胖前期	23 ~ 24.9
肥胖 1 级	25 ~ 29.9
肥胖 2 级	30 ~ 40
肥胖 3 级	> 40
正常值范围	18.5 ~ 22.9
蛋白质 - 能量营养不良 1 级	17.0 ~ 18.4
蛋白质 - 能量营养不良 2 级	16.0 ~ 16.9
蛋白质 - 能量营养不良 3 级	< 16

（韦柳春　陆秋江）

任务3　蛋白质的来源分配

不同的饮食结构，直接影响蛋白质的供给量。以植物性食物为主的膳食结构，蛋白质的质量和消化率较差，则蛋白质的供给量应较大；以动物性食物和大豆提供的蛋白质达到总蛋白质摄入量的 40% 以上,则蛋白质的供给量应适当减少。为满足人体对蛋白质的需求,应合理搭配食物,科学烹调、加工,保证膳食中蛋白质的来源分配合理。

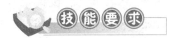

（1）通过计算蛋白质的来源分配（参照附录三中的附表 3 – 5,蛋白质来源分配）,评价其营养是否合理。

（2）指导蛋白质摄入。

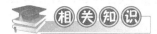

膳食中的蛋白质可来自动物性食物和植物性食物两大类。一般动物性食物蛋白质营养价值优于植物性食物,蛋类、肉类不仅蛋白质含量丰富,而且氨基酸模式与人体相近,是优质蛋白质的重要食物来源。在植物性食物中,大豆中的蛋白质含量可高达 30% ～40%,氨基酸组成比较合理,含赖氨酸比较多,对粮谷类蛋白质有较好的互补作用,但其消化率不高,应制成各种豆制品,以促进其消化吸收。谷类中蛋白质含量虽然只有 10% 左右,但我国居民多以粮谷类为主食,所以仍然是我们膳食蛋白质的主要来源。

在膳食中应保证含有一定数量的优质蛋白质,以改善蛋白质质量。一般要求动物蛋白质和大豆蛋白质占膳食蛋白质总量的 30% ～50% 为宜。

（韦柳春　马文斌）

任务 4　膳食的评价与建议

根据膳食计算结果,综合评价膳食情况,是否实现平衡膳食。若存在营养素和能量摄入不足或过剩的情况,应提出膳食建议。

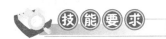

（1）参照我国居民膳食营养素参考摄入量,综合评价各类营养素及能量摄入情况。

（2）对不平衡膳食提出合理建议。

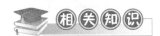

一、合理饮食

（一）合理营养与平衡膳食的定义

食物是营养素的"载体",人体所需的营养素必须通过食物获得。一方面,每类营养素都有其特殊的生理功能,都是不可缺少和不可替代的。人体对每类营养素都有一个最佳的需要量,同时,各类营养素又是在互相配合、互相影响下对人体发挥生理功能的,所以人体所需的各类营养素之间又有一个最佳的配合量。另一方面,各类食物中所含的营养成分是多种多样、千差万别的。人体需求的全部营养素,只有通过食用不同类的食物获得,任何一种单一食物都不可能满足人体对各类营养素的全部需要。因此人们就必须研究营养素的数量、质量及比例的供给问题。

合理营养是指科学地摄取各种营养素以促进正常生理活动的进行,从而保证人体的身心健康。显然,合理营养还必须按照每个人的工作性质及其个体特征(年龄、性别、体重)按时把含有对生命最适量营养素的食物供给机体。从广义上说,合理营养是健康长寿和力量的保证。

平衡膳食就是为人体提供足够量的热能和适当比例的各类营养素,以保持人体新陈代谢的供需平衡,并通过合理的原料选择和烹调、合理编制食谱和膳食制度,使膳食感官性状良好、品种多样化,并符合食品营养卫生标准,以适于人体的心理和生理需求,达到合理营养的目的。平衡膳食的具体措施包括食品原料的选择、膳食的调配和食谱的编制、合理的食品烹调加工等方面。

平衡膳食是达到合理营养的手段,合理营养需要通过平衡膳食的各个具体措施来实现。

(二)满足机体对热能和营养素的需要

摄入的能量和各种营养素的种类、数量应与人体的实际需要相符合,以维持机体的新陈代谢、生长发育、修复组织等基本生命活动,并能满足人体从事各种劳动和生活活动的消耗所需。适宜的膳食必须由多种食物组成,各类食物在膳食中应占适当的比例,合理调配,组成平衡膳食。

1. 能量来源比例　三大营养素的合理比例,即碳水化合物占总能量的 60% ~ 70%,蛋白质占 10% ~ 15%,脂肪占 20% ~ 25%。

2. 蛋白质来源组成合理　优质蛋白(动物性蛋白和豆蛋白)和其他蛋白质各占 50% 为宜。

3. 脂肪来源组成合理　膳食中植物性脂肪与动物性脂肪的摄入量比例应为 3∶2,饱和脂肪酸不应超过总能量的 10%。

4. 各种营养素的摄入量均达到供给量标准　进食者的年龄、性别、处于什么生理状态、从事工种的劳动强度不同,各种营养素的供给量标准不同,每日各种营养素的摄入量,在一个周期内(5 ~ 7 日)能平均达到标准供给量上下误差不超过 10% 即可。

(三)食物必须符合国家的卫生标准

食物必须符合国家的卫生标准,如要求各类食品均不得含有对人体有毒害的化学毒物及致病微生物。

(四)科学的加工烹调

1. 烹调过程中营养素的损失　大米在淘洗过程中可损失维生素 B_1 30% ~ 60%,维生素 B_2 和烟酸(尼克酸)20% ~ 25%;蔬菜在烹调前清洗方法不当,可造成水溶性维生素和无机盐的损失。

2. 减少营养素烹调损失的措施　淘米不要用力搓洗,煮饭时尽量不丢米汤;蔬菜应先洗后切,切好后要尽快烹调;熬粥和制作面食时不要加碱,以减少 B 族维生素的损失。

(五)合理的膳食制度和良好的进食环境

1. 合理的膳食制度　合理的膳食制度注意以下几方面。

(1)每日餐次和间隔时间:一日三餐,两餐间隔以 4 ~ 5 小时为宜。

(2)各餐能量的分配:早餐 25% ~ 30%,午餐 35% ~ 40%,晚餐 30% ~ 35%。

（3）饮食习惯：三餐定时定量,吃饭细嚼慢咽,不挑食。

2. 良好的进食环境　在环境优雅、洁净安静的餐室中,会感到心情愉快,同时胃口大开。良好的环境和氛围能令人心情愉快,愉快的情绪又能促进食欲的增强。相反,处在恶劣环境中的人,心情自然不会好,在这种情况下,食欲会受到很大的抑制,久而久之,就可能患胃肠道疾病。

二、膳食结构

(一)膳食结构的定义

膳食结构是指人群消费的食物种类及数量的相对组成。当今世界的膳食模式,主要有下列三种类型。

1. 动物性食物为主的模式　该模式以欧洲发达国家为代表。动物性食物(包括畜禽肉类、蛋类、水产类和奶类及其制品等)提供的能量达到总能量的50%,谷类等植物性食物所供能量较少,即高蛋白、高脂肪、高能量膳食的"三高"型模式。这类膳食人群易营养过剩,肥胖症、心血管疾病、糖尿病及肿瘤等较为多见。

2. 植物性食物为主的模式　该模式即温饱型模式,以发展中国家为代表。谷类、根茎类等食物提供的能量达到总能量的80%以上,肉类等动物性食物极少。这类膳食人群普遍易患各种营养缺乏症,体质低下,健康状况不良,易发生传染病、寄生虫病及围生期疾病等;劳动能力相应降低。

3. 动、植物食物比例适当的模式　该模式即营养型模式,以日本为代表。膳食以植物性食物为主,动物性食物占有一定的比重。要求植物性食物所供能占总能量的50%~60%,蛋白质40%~50%来源于动物性食物。这类膳食人群心血管疾病等发病率较低,营养缺乏症较少见。

(二)膳食结构的意义

膳食结构是衡量一个国家或地区经济发展水平、社会文明程度和膳食质量的重要标志。

（韦柳春　韦柳英）

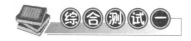

A1／A2 型题

1. 营养是人体（　　）
   A. 摄取、消化、吸收和利用营养素的过程　　　B. 身体不佳时补充营养素的过程
   C. 为维持生命从食物中摄取营养的过程　　　D. 为了改善生活,调配膳食的过程
   E. 为促进机体生长发育而摄取食物的过程

2. 下列物质不属于营养素的是（　　）
   A. 蛋白质　　　B. 碳水化合物　　C. 无机盐　　　D. 强化食品　　　E. 维生素

3. 蛋白质生物学价值最高的食物是（　　）
   A. 猪肉　　　B. 牛肉　　　C. 羊肉　　　D. 鸡肉　　　E. 鸡蛋

4. 各种蛋白质中含量比较稳定的元素是（　　）

A. 碳   B. 氢   C. 氧   D. 氮   E. 硫

5. 下列哪种食物含蛋白质量最丰富（   ）

A. 豆类   B. 谷类   C. 水果类   D. 蔬菜类   E. 奶类

6. 含必需脂肪酸较多的脂肪是（   ）

A. 奶油   B. 花生油   C. 猪油   D. 牛油   E. 羊油

7. 人体中氮的唯一来源是哪类营养素（   ）

A. 蛋白质   B. 碳水化合物   C. 脂肪   D. 维生素   E. 矿物质

8. 一般食物的含氮量转换为蛋白质含量的系数为（   ）

A. 5.85   B. 6.05   C. 6.25   D. 6.45   E. 7.54

9. 我国成年人膳食中碳水化合物提供能量占全日摄入总能量的适宜百分比为（   ）

A. 40%以下   B. 40%~54%   C. 55%~65%   D. 70%以上   E. 80%

10. 我国营养学会推荐的脂类供热应占总能量的（   ）

A. 55%~65%   B. 10%~12%   C. 20%~30%   D. 40%~50%   E. 10%~14%

11. 以下为人体非必需氨基酸的是（   ）

A. 色氨酸   B. 苏氨酸   C. 甲硫氨酸   D. 精氨酸   E. 赖氨酸

12. 胡萝卜素在体内可转化为（   ）

A. 维生素 A   B. 维生素 D   C. 维生素 B_1 D. 维生素 B_2 E. 维生素 E

13. 佝偻病或骨质疏松症是由于缺乏（   ）

A. 维生素 A   B. 维生素 D   C. 维生素 B_1 D. 维生素 B_2 E. 维生素 C

14. 蛋白质的能量系数为（   ）

A. 16.74kJ   B. 36.70kJ   C. 16.80kJ   D. 9.00kJ   E. 20.00kJ

15. 每克营养素提供能量最多的是（   ）

A. 蛋白质   B. 脂肪   C. 碳水化合物   D. 维生素   E. 矿物质

16. 我国居民膳食结构中蛋白质的主要来源是（   ）

A. 粮谷类   B. 蔬菜类   C. 肉类   D. 蛋类   E. 豆类及其制品

17. 下列哪种食品蛋白质及脂肪含量很少，膳食纤维、无机盐及维生素 C 含量丰富（   ）

A. 谷类   B. 大豆   C. 蔬菜类   D. 蛋类   E. 奶类

18. 合理的膳食结构模式应是（   ）

A. 以动物性食物为主   B. 以植物性食物为主   C. 动、植物食物混食

D. 以奶类食物为主   E. 可把保健品当作食物

19. 下列哪条不是合理营养的内容？（   ）

A. 食物感官性状良好   B. 食物容易消化吸收   C. 食品物美价廉

D. 食品安全无害   E. 膳食营养素平衡

20. 下列哪种状况下机体处于正氮平衡（   ）

A. 甲状腺功能亢进   B. 肿瘤晚期   C. 老年人

D. 饥饿   E. 正常发育的儿童

21. 下列食物中蛋白质生物学价值最高的是（   ）

A. 鸡蛋   B. 豆类   C. 肉类   D. 谷类   E. 鱼类

22. 碳水化合物的能量系数为（   ）

　A. 16.80kJ　　　　B. 36.70kJ　　　　C. 4.00kJ　　　　D. 9.00kJ　　　　E. 20.00kJ

23. 下列营养素中产能最高是（　　　）
　A. 脂类　　　　B. 蛋白质　　　　C. 糖类　　　　D. 维生素　　　　E. 无机盐

24. 碳水化合物的主要来源是（　　　）
　A. 肉类　　　　B. 豆类　　　　C. 谷类　　　　D. 蔬菜　　　　E. 水果

25. 摄入不足导致夜盲症的维生素是（　　　）
　A. 维生素 E　　B. 维生素 B　　C. 维生素 A　　D. 维生素 K　　E. 维生素 PP

26. 缺乏可导致坏血病的维生素是（　　　）
　A. 维生素 B_1　　B. 叶酸　　　　C. 维生素 C　　D. 维生素 B_2　　E. 维生素 K

27. 容易在体内积蓄导致中毒的维生素是（　　　）
　A. 维生素 B_1　　B. 维生素 C　　C. 维生素 A　　D. 维生素 K　　E. 维生素 D

28. 钙最好的食物来源是（　　　）
　A. 奶类　　　　B. 豆类　　　　C. 肉类　　　　D. 蔬菜　　　　E. 水果

29. 抑制钙吸收的因素不包括（　　　）
　A. 草酸　　　　B. 乳糖　　　　C. 植酸　　　　D. 碳酸　　　　E. 磷酸

30. 眼 – 口 – 生殖器综合征是哪种维生素缺乏（　　　）
　A. 维生素 C　　B. 生育酚　　　C. 烟酸　　　　D. 维生素 B_2　　E. 维生素 A

31. 三餐的能量分配合理的比例是（　　　）
　A. 3：4：3　　B. 4：3：3　　C. 2：4：4　　D. 4：2：4　　E. 3：3：4

32. 脂类的能量系数为（　　　）
　A. 16.74kJ　　B. 37.56kJ　　C. 4.00kJ　　D. 16.80kJ　　E. 20.00kJ

33. 下列属于优质蛋白质的是 （　　　）
　A. 花生蛋白　　B. 葵花子蛋白　　C. 棉籽蛋白　　D. 大豆蛋白　　E. 燕麦蛋白

34. 属于重体力活动水平的是（　　　）
　A. 学生日常活动B. 售货员　　　C. 办公室工作　　D. 舞蹈　　　　E. 机动车驾驶员

35. 下列属于单糖的是（　　　）
　A. 果糖　　　　B. 乳糖　　　　C. 蔗糖　　　　D. 海藻糖　　　E. 麦芽糖

36. 可作为参考蛋白的食物蛋白质是（　　　）
　A. 鱼肉蛋白　　B. 鸡蛋蛋白　　C. 大豆蛋白　　D. 牛肉蛋白　　E. 酪蛋白

37. 下列能够发挥蛋白质互补作用的最佳搭配是（　　　）
　A. 花生和大豆　B. 大豆和奶粉　C. 小米和大米　D. 玉米和大豆　E. 赤豆和大豆

38. 下列仅属于婴儿期必需氨基酸的是（　　　）
　A. 赖氨酸　　　B. 色氨酸　　　C. 胱氨酸　　　D. 组氨酸　　　E. 苏氨酸

39. 蛋白质的食物热效应为本身产生能量的（　　　）
　A. 3% ~5%　　B. 10% ~15%　C. 16% ~20%　D. 21% ~25%　E. 30% ~40%

40. 下列组合中属于人体必需脂肪酸的是（　　　）
　A. EPA、DHA　　　　　　B. 月桂酸、棕榈酸　　　　　C. 油酸、棕榈油酸
　D. 花生四烯酸、芥子酸　　E. 亚油酸、α – 亚麻酸

41. 下列与锌缺乏有关的临床表现是（　　　）

A. 口角炎　　　B. 毛囊角化　　　C. 性功能减退　　D. 脂溢性皮炎　　E. 多发性神经炎

42. 体内含量最多的微量元素是（　　）

A. 铁　　　　　B. 碘　　　　　C. 锌　　　　　D. 铜　　　　　E. 硒

43. 下列组合中均为人体必需微量元素的是（　　）

A. 铜、硼、铁　　　　　　　B. 硒、硅、锌　　　　　　　C. 碘、氟、镍

D. 铁、锌、铬　　　　　　　E. 钼、锡、钒

44. 我国营养学会推荐的蛋白质供热应占总能量得（　　）

A. 55%～65%　　　　　　　B. 5%～10%　　　　　　　C. 20%～30%

D. 40%～50%　　　　　　　E. 10%～15%

45. 我国成年人抗坏血酸的 RNI 为每日（mg）（　　）

A. 50　　　B. 60　　　C. 75　　　D. 100　　　E. 150

46. 我国成年人叶酸的 RNI 为每日（mg）（　　）

A. 400　　　B. 600　　　C. 750　　　D. 1000　　　E. 200

47. 我国成年人钙的 AI 为每日（mg）（　　）

A. 500　　　B. 600　　　C. 800　　　D. 1200　　　E. 1500

48. 下列食物中维生素 A 含量最丰富的是（　　）

A. 牛奶　　　B. 海参　　　C. 鸡肝　　　D. 蛋黄　　　E. 牡蛎

49. 一轻体力劳动的人，一日需能量 10041.6kJ，按蛋白质供能占总能量的 10% 计，应供蛋白质
（　　）

A. 7.5g　　　B. 75g　　　C. 60g　　　D. 90g　　　E. 30g

50. 大豆加工成豆腐后，蛋白质消化率可提高到（　　）

A. 60%　　　B. 75%　　　C. 80%　　　D. 90%　　　E. 100%

51. 营养流行病学调查常采用的膳食调查方法不包括（　　）

A. 称重法　　　　　　　　　B. 记账法　　　　　　　　　C. 24 小时回顾法

D. 膳食史法　　　　　　　　E. 实验室检测法

52. 为某健康人群设计食谱，确定能量 RNI 为 2400kcal（1kcal = 4.184kJ），按照合理营养的要
求，午餐应摄取能量（kcal）为（　　）

A. 480　　　B. 600　　　C. 720　　　D. 960　　　E. 1200

A3 型题

女孩 12 岁，能量摄入量为 2000kcal（1kcal = 4.184kJ），蛋白质提供的能量占总热能的
13%，脂肪占 27%。

53. 蛋白质的摄入量（g）应是（　　）

A. 65　　　B. 76　　　C. 80　　　D. 83　　　E. 90

54. 脂肪的摄入量（g）应是（　　）

A. 55　　　B. 60　　　C. 65　　　D. 70　　　E. 75

55. 碳水化合物的摄入量（mg）约为（　　）

A. 100　　　B. 200　　　C. 300　　　D. 400　　　E. 500

（张明仙）

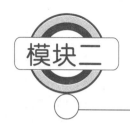

模块二　食谱编制

食谱编制是平衡膳食的具体表现,通过编制食谱,指导居民膳食,实现平衡膳食。

课题2-1　食谱编制的准备:确定标准人一日的食物构成

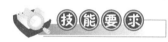

(1)调查了解编制对象的营养需要、饮食习惯和食物供应情况。
(2)对照标准人的能量折算进餐人的标准人系数(营养需要系数),确定标准人。
(3)根据人体各类营养素及能量需要,确定标准人一日的食物构成。

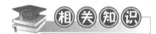

编制食谱前需掌握编制对象的年龄、性别、劳动强度、经济状况、饮食习惯等,帮助确定标准人系数。标准人系数是对照标准人的能量计算出来的。一般规定轻体力劳动的成年男子为1.0个标准人,见附录三中的附表3-6,不同人的标准系数。

课题2-2　食谱的编制

任务1　编制合格食谱

编制食谱需根据编制者的具体情况而编制,并通过计算营养素与能量,并将结果与膳食参考摄入量比较,检验该食谱是否为合格食谱,否则进行调整。

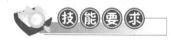

(1)按编制食谱的步骤编制食谱。
(2)通过计算食谱中各类营养素及能量供给情况,检验该食谱是否为合格食谱。

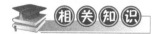

编制食谱前需掌握编制对象的年龄、性别、劳动强度、经济状况、饮食习惯等,帮助确定标准人系数。标准人系数是对照标准人的能量计算出来的。一般规定轻体力劳动的成年男子为

1.0 个标准人。

食谱编制步骤如下。

(1)确定标准人,见附录三中的附表3-6,不同人的标准系数。

(2)确定标准人一日的食物构成:谷类 300～500g,蔬菜 400～500g,动物性食物 120～150g,鲜奶 200g,豆类(相当大豆)40g,植物油 25g。

(3)将全日食物合理分配到一日三餐,全日热能分配为早餐30%,午餐40%,晚餐30%。

(4)检验食谱:依据食物成分表计算全日营养素及能量,并将结果与膳食参考摄入量比较,能量不超过或低于10%,其他营养素不低于80%,即可认为是合格食谱,否则需要进行调整。

(韦柳春 黄中天)

任务2 编制一周食谱

按照食物互换原则,根据某中专女生的身体、年龄、学习、生活及饮食习惯,编制不同食谱,形成一周食谱。

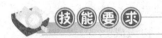

(1)根据互换同类食物,编制某中专女生一周的食谱;举例某中专女生(相当于 1.0 个标准人),每日提供的能量 2400kcal(1kcal = 4.184kJ)左右,蛋白质约80g左右。(见附录三中的附表3-7、附表3-8、附表3-9、附表3-10、附表3-11、附表3-12、附表3-13,中职女生一周食谱。)

(2)检验每日食谱,确保合格食谱,实现平衡膳食。

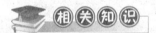

编制一周食谱,必需根据各类营养素的来源,选择同类多种食物,按互换原则,调配丰富多彩的膳食,以实现食物多样,谷类为主,多吃蔬菜、水果和薯类,常吃乳类、豆类或其制品,适量鱼、禽、蛋、瘦肉,少吃肥肉和荤油,同时要吃清淡少盐的饮食,吃清洁卫生、不变质的食物,经检验为合格食谱,坚持长期食用,以实现平衡膳食,促进健康。

(韦柳春 陆秋江)

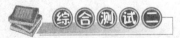

某办公室职员,男性,24 岁,一日的饮食安排如下。请你检验该食谱是否合理,并给出建议。

早餐:油条 200g,豆浆 100g。

午餐:稻米 150g,豆腐 100g,大白菜 100g,叉烧 100g。

晚餐:稻米 100g,猪肉 100g,绿豆芽 100g,马铃薯 100g,葡萄 200g。

主调料:盐 5g,花生油 10g。

问题1：该办公室男职员每日能量需要量是多少？请你计算食物的营养成分。

问题2：计算能量来源分配。

问题3：计算三餐的能量分配。

问题4：计算膳食中蛋白质来源分配。

问题5：从营养学角度将上述食物分类。

问题6：对此膳食中摄入的营养素进行评价。

问题7：请你评价该膳食。

（张明仙）

模块三　社区营养指导

社区营养(community nutrition)是以特定社会区域范围内的各种或某种人群为对象,从宏观上研究其实施合理营养与膳食的理论、方法及相关制约因素。其目的是利用一切有利条件,使特定社区内人群膳食营养合理化,提高其营养水平和健康水平。

课题3-1　社区人群的营养改善

社区营养调查(nutritional survey)是指在社区内,运用科学手段及社会性措施来了解某一人群或个体的膳食和营养水平,以此判断其膳食结构是否合理和营养状况是否良好的重要手段。其主要内容是从社会生活出发,着眼于社会人群总体,从营养科学与社会条件、社会因素结合角度,研究解决居民营养问题。其目的在于运用一切有益的科学理论、技术和社会条件、因素和方法,使限定区域内各类人群营养合理化,提高其营养水平,改善其体力和智力素质。

任务1　营 养 调 查

调查居民膳食摄取情况及其与营养供给量之间的对比情况,发现营养不平衡的人群,提出指导意见。

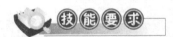

能对社区居民进行膳食调查,并在此基础上对被调查者个体和人群进行营养状况的评估,发现社区营养问题,提出改进措施。膳食调查具体方法详见模块一的膳食调查与膳食计算。

国民营养与健康状况是反映一个国家或地区经济与社会发展、卫生保健水平和人口素质的重要指标。良好的营养和健康状况既是社会经济发展的基础,又是社会经济发展的重要目标。世界上许多国家,尤其是发达国家,均定期开展国民营养与健康状况调查,及时颁布调查结果,并据此制定和评价相应的社会发展政策,以改善国民营养和健康状况,促进社会经济的协调发展。

一、我国居民营养与健康状况明显改善

(一)居民膳食质量明显提高

据《中国居民营养与慢性病状况报告(2015年)》显示,膳食能量供给充足,体格发育与营

养状况总体改善。与 2002 年相比,十年间居民膳食营养状况总体改善,2012 年居民每人每日平均能量摄入量为 2172kcal,蛋白质摄入量为 65g,脂肪摄入量为 80g,碳水化合物摄入量为 301g,三大营养素供能充足,能量需要得到满足。

(二)居民生长发育水平稳步提高

据《中国居民营养与慢性病状况报告(2015 年)》显示,全国 18 岁及以上成年男性和女性的平均身高分别为 167.1cm 和 155.8cm,平均体重分别为 66.2kg 和 57.3kg,与 2002 年相比,居民身高、体重均有所增长,尤其是 6～17 岁儿童青少年身高、体重增幅更为显著。

(三)儿童营养不良患病率显著下降

据《中国居民营养与慢性病状况报告(2015 年)》显示,儿童、青少年生长迟缓率和消瘦率分别为 3.2% 和 9.0%,比 2002 年降低 3.1 个百分点和 4.4 个百分点。

(四)居民贫血患病率有所下降

据《中国居民营养与慢性病状况报告(2015 年)》显示,6 岁及以上居民贫血率为 9.7%,比 2002 年下降 10.4 个百分点。其中 6～11 岁儿童和孕妇贫血率分别为 5.0% 和 17.2%,比 2002 年下降了 7.1 个百分点和 11.7 个百分点。

二、居民营养与健康问题不容忽视

(一)城市居民膳食结构不尽合理

据《中国居民营养与慢性病状况报告(2015 年)》显示,与 2002 年相比,过去十年间,我国城乡居民粮谷类食物摄入量保持稳定。总蛋白质摄入量基本持平,优质蛋白质摄入量有所增加,豆类和奶类消费量依然偏低。脂肪摄入量过多,平均膳食脂肪供能比超过 30%。蔬菜、水果摄入量略有下降,钙、铁、维生素 A、维生素 D 等部分营养素缺乏依然存在。2012 年居民平均每日烹调用盐 10.5g,较 2002 年下降 1.5g。此外,奶类、豆类制品摄入过低仍是全国普遍存在的问题。

(二)慢性非传染性疾病流行

1. 重点慢病患病率有较大幅度升高 据《中国居民营养与慢性病状况报告(2015 年)》显示,2012 年全国 18 岁及以上成年人高血压患病率为 25.2%,糖尿病患病率为 9.7%,与 2002 年相比,患病率呈上升趋势。40 岁及以上人群慢性阻塞性肺病患病率为 9.9%。根据 2013 年全国肿瘤登记结果分析,我国癌症发病率为 235/10 万,肺癌和乳腺癌分别位居男、女性发病首位,十年来我国癌症发病率呈上升趋势。

2. 重点慢性病死亡情况 2012 年全国居民慢性病死亡率为 533/10 万,占总死亡人数的 86.6%。心脑血管病、癌症和慢性呼吸系统疾病为主要死因,占总死亡的 79.4%,其中心脑血管病死亡率为 271.8/10 万,癌症死亡率为 144.3/10 万(前五位分别是肺癌、肝癌、胃癌、食道癌、结直肠癌),慢性呼吸系统疾病死亡率为 68/10 万。经过标化处理后,除冠心病、肺癌等少数疾病死亡率有所上升外,多数慢性病死亡率呈下降趋势。

3. 超重和肥胖患病率呈明显上升趋势 据《中国居民营养与慢性病状况报告(2015 年)》显示,全国 18 岁及以上成年人超重率为 30.1%,肥胖率为 11.9%,分别比 2002 年上升了 7.3 个百分点和 4.8 个百分点,6～17 岁儿童青少年超重率为 9.6%,肥胖率为 6.4%,分别比 2002

年上升了 5.1 个百分点和 4.3 个百分点。

4. 慢性病危险因素情况 我国现有吸烟人数超过 3 亿,15 岁以上人群吸烟率为 28.1%,其中男性吸烟率高达 52.9%,非吸烟者中暴露于二手烟的比例为 72.4%。2012 年全国 18 岁及以上成年人的人均年酒精摄入量为 3L,饮酒者中有害饮酒率为 9.3%,其中男性为 11.1%。成年人经常锻炼率为 18.7%。吸烟、过量饮酒、身体活动不足和高盐、高脂等不健康饮食是慢性病发生、发展的主要行为危险因素。经济社会快速发展和社会转型给人们带来的工作、生活压力,对健康造成的影响也不容忽视。

三、我国一般人群膳食指南

(一)食物多样,谷类为主,粗细搭配

人类的食物是多种多样的。各种食物所含的营养成分不完全相同,每种食物都至少可提供一种营养物质。平衡膳食必须由多种食物组成,才能满足人体各种营养需求,达到合理营养、促进健康的目的。谷类食物是我国传统膳食的主体,是人体能量的主要来源。谷类包括米、面、杂粮,主要提供碳水化合物、蛋白质、膳食纤维及 B 族维生素。坚持谷类为主是为了保持我国膳食的良好传统,避免高能量、高脂肪和低碳水化合物膳食的弊端。人们应保持每日适量的谷类食物摄入,一般成年人每日摄入 250~400g 为宜。另外要注意粗细搭配,经常吃一些粗粮、杂粮和全谷类食物。稻米、小麦不要研磨得太精,以免所含维生素、矿物质和膳食纤维流失。

(二)多吃蔬菜水果类和薯类

新鲜蔬菜水果是人类平衡膳食的重要组成部分,也是我国传统膳食重要特点之一。蔬菜水果能量低,是维生素、矿物质、膳食纤维和植物化学物质的重要来源。薯类含有丰富的淀粉、膳食纤维及多种维生素和矿物质。富含蔬菜、水果和薯类的膳食对保持身体健康,保持肠道正常功能,提高免疫力,降低患肥胖、糖尿病、高血压等慢性病风险具有重要作用。推荐我国成年人每日吃蔬菜 300g~500g,水果 200g~400g,并注意增加薯类的摄入。

(三)每日吃奶类、大豆或其制品

奶类营养成分齐全,组成比例适宜,容易消化吸收。奶类除含丰富的优质蛋白质和维生素外,含钙量较高,且利用率也很高,是膳食钙质的极好来源。各年龄人群适当多饮奶有利于骨健康,建议每人每日平均饮奶 300ml。饮奶量多或有高血脂和超重肥胖倾向者应选择低脂、脱脂奶。大豆含丰富的优质蛋白质、必需脂肪酸、多种维生素和膳食纤维,且含有磷脂、低聚糖,以及异黄酮、植物固醇等多种植物化学物质。应适当多吃大豆及其制品,建议每人每日摄入 30~50g 大豆或相当量的豆制品。

(四)常吃适量的鱼类、禽类、蛋类和瘦肉类

鱼类、禽类、蛋类和瘦肉类均属于动物性食物,是人类优质蛋白、脂类、脂溶性维生素、B 族维生素和矿物质的良好来源,是平衡膳食的重要组成部分。瘦畜肉铁含量高且利用率好。鱼类脂肪含量一般较低,且含有较多的多不饱和脂肪酸;禽类脂肪含量也较低,且不饱和脂肪酸含量较高;蛋类富含优质蛋白质,各种营养成分比较齐全,是很经济的优质蛋白质来源。目前我国部分城市居民食用动物性食物较多,尤其是食入的猪肉过多。应适当多吃鱼肉、禽肉,减少猪肉摄入。相当一部分城市和多数农村居民平均吃动物性食物的量还不够,还应适当增加。

动物性食物一般都含有一定量的饱和脂肪和胆固醇,摄入过多可能增加患心血管疾病的危险性。

(五)减少烹调油用量,吃清淡少盐膳食

脂肪是人体能量的重要来源之一,并可提供必需脂肪酸,有利于脂溶性维生素的消化吸收,但是脂肪摄入过多是引起肥胖、高血脂、动脉粥样硬化等多种慢性病的危险因素之一。食盐的摄入量过高与高血压的患病率密切相关。食用油和食盐摄入过多是我国城乡居民共同存在的营养问题。为此,建议我国居民应养成吃清淡少盐膳食的习惯,即膳食不要太油腻,不要太咸,不要摄食过多的动物性食物和油炸、烟熏、腌制食物。

(六)食不过量,天天运动,保持健康体重

进食量和运动是保持健康体重的两个主要因素,食物提供人体能量,运动消耗能量。如果进食量过大而运动量不足,多余的能量就会在体内以脂肪的形式积存下来,增加体重,造成超重或肥胖;相反,若食量不足,可由于能量不足引起体重过低或消瘦。在正常生理状态下,食欲可以有效控制进食量,不过有些人食欲调节不敏感,满足食欲的进食量常常超过实际需要。食不过量对他们意味着少吃几口,不要每顿饭都吃到十成饱。由于生活方式的改变,人们的身体活动减少,目前我国大多数成年人体力活动不足或缺乏体育锻炼,应改变久坐少动的不良生活方式,养成天天运动的习惯,坚持每日多做一些消耗能量的活动。

(七)三餐分配要合理,零食要适当

合理安排一日三餐的时间及食量,进餐定时定量。早餐提供的能量应占全日总能量的25% ~ 30%,午餐应占30% ~ 40%,晚餐应占30% ~ 40%,可根据职业、劳动强度和生活习惯进行适当调整。一般情况下,早餐安排在 6:30 ~ 8:30,午餐在 11:30 ~ 13:30,晚餐在 18:00 ~ 20:00 进行为宜。要天天吃早餐并保证其营养充足,午餐要吃好,晚餐要适量。不暴饮暴食,不经常在外就餐,尽可能与家人共同进餐,并营造轻松愉快的就餐氛围。零食作为一日三餐之外的营养补充,可以合理选用,但来自零食的能量应计入全日能量摄入之中。

(八)每日足量饮水,合理选择饮料

水是膳食的重要组成部分,是一切生命必需的物质,在生命活动中发挥着重要功能。体内水的来源有饮水、食物中含的水和体内代谢产生的水。水的排出主要通过肾脏,以尿液的形式排出,其次是经肺呼出、经皮肤和随粪便排出。进入体内的水和排出来的水基本相等,处于动态平衡。饮水不足或过多都会对人体健康带来危害。饮水应少量多次,要主动,不要感到口渴时再喝水。饮水最好选择白开水。饮料多种多样,需要合理选择,如乳饮料和纯果汁饮料含有一定量的营养素和有益膳食成分,适量饮用可以作为膳食的补充。有些饮料添加了一定的矿物质和维生素,适合热天户外活动和运动后饮用。有些饮料只含糖和香精香料,营养价值不高。有些人,尤其是儿童、青少年,每日喝大量含糖的饮料代替喝水,是一种不健康的习惯,应当改正。

(九)如饮酒,应限量

在节假日、喜庆和交际的场合,人们饮酒是一种习俗。高度酒含能量高,白酒基本上是纯能量食物,不含其他营养素。无节制的饮酒,会使食欲下降,食物摄入量减少,以致发生多种营养素缺乏、急慢性酒精中毒、酒精性脂肪肝,严重时还会造成酒精性肝硬化。过量饮酒还会增

加患高血压、中风等疾病的危险;并可导致事故及暴力的增加,对个人健康和社会安定都是有害的,应该严禁酗酒。另外,饮酒还会增加患某些癌症的危险。若饮酒尽可能饮用低度酒,并控制在适当的限量以下,建议成年男性一天饮用酒的酒精量不超过 25g,成年女性一天饮用酒的酒精量不超过 15g。孕妇和儿童、青少年应忌酒。

(十)吃新鲜卫生的食物

食物放置时间过长就会引起变质,可能产生对人体有毒有害的物质。另外,食物中还可能含有或混入各种有害因素,如致病微生物、寄生虫和有毒化学物等。吃新鲜卫生的食物是防止食源性疾病、实现食品安全的根本措施。正确采购食物是保证食物新鲜卫生的第一关。烟熏食品及有些加色素食品可能含有苯并芘或亚硝酸盐等有害成分,不宜多吃。食物合理储藏可以保持新鲜,避免受到污染。高温加热能杀灭食物中大部分微生物,延长保存时间;冷藏温度常为 4~8℃,只适于短期贮藏;而冻藏温度低达 −23~−12℃,可保持食物新鲜,适于长期贮藏。烹调加工过程是保证食物卫生安全的一个重要环节。需要注意保持良好的个人卫生,以及食物加工环境和用具的洁净,避免食物烹调时的交叉污染。食物腌制要注意加足食盐,避免高温环境。有一些动物或植物性食物含有天然毒素,为了避免误食中毒,一方面需要学会鉴别这些食物,另一方面应了解对不同食物去除毒素的具体方法。

2016 年版中国居民平衡膳食宝塔见图 3 − 1。

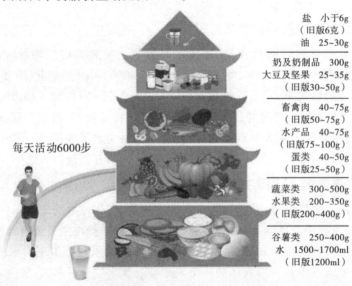

图 3 − 1　2016 年版中国居民平衡膳食宝塔

（潘　毅　岑业瑞）

任务2　营养教育

营养教育是指通过改变人们的饮食行为而达到改善营养状况目的的一种有计划活动。例如,在社区中开展多种形式的营养健康教育活动:举办营养健康教育培训和讲座、发放营养知识小册、开展营养咨询活动、免费制订膳食营养食谱,以及营养健康教育效果评估等活动,探讨营养教育的有效模式,以提高社区居民的膳食营养知识,促进其建立良好的饮食行为习惯。

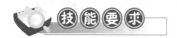

学会应用营养教育方法在社区开展营养教育;具备一定组织和协调能力。

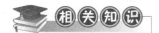

一、营养教育的目的

(1)提高各类人群对营养与健康的认识。

(2)消除/减少不利于健康的膳食营养因素。

(3)改善营养状况。

(4)预防营养性疾病的发生。

(5)提高人们健康水平和生活质量。

二、营养教育的主要内容

(1)对社区居民:普及营养健康知识,倡导合理膳食方式,纠正饮食习惯。

(2)对从业人员:有计划地进行营养知识、方法、监督的培训。

(3)对中小学生:将营养教育纳入学校教育内容和教学计划培养良好的饮食习惯,提高自我保健能力。

(4)对卫生人员:将营养教育工作内容纳入到初级卫生保健服务体系,提高保健水平,合理利用当地食物资源改善营养状况。

三、营养教育基本方法和形式

1. 讲座　由主讲人向学员传授某方面的知识、技巧,或改善某种能力、心态的一种公开、半公开的学习形式。随着生活条件的提高,大家已经不光想着如何吃饱,更想着如何吃好,如何吃的更健康,但没有经过专业、系统了解的营养知识是片面的,甚至是错误的,偶尔从电视、报纸、杂志、网络上了解的一些营养知识很多时候是相悖的。因此,专业人员进行的专题讲座能够更充分得把一个问题讲透彻,知识系统性好,更有利于理解和掌握。

2. 学习小组　小组学习是按一定要求组合成若干学习小组,在专业人员指导下,小组成员通过合作性活动完成特定学习目标和任务的一种学习活动。一般为 8～10 人,最多不超过 15 人,由经验丰富的教师指导,围绕自选的课题进行研究、讨论,通过小组成员之间有目的的互动互助,学到知识,获得行为的改变。例如,针对高血压老年人对健康饮食知识的需求,成立"高血压老年人健康饮食学习小组",开展食物烹饪学习。在烹饪过程中,适时通过插入一些食物的知识,如芹菜的降压作用、鱼的不饱和脂肪和营养,盐油的控制及三餐饮食的量的控制等。老年人在参与小组的学习中,分工合作、一起交流平时的烹饪方法,分享到开心快乐,在活动中学到营养知识。

3. 个别劝导　个别劝导是指针对受教育者的具体情况,通过传授健康知识,发展其健康技能,说服其改变不健康的行为习惯。有些孩子偏食,不吃蔬菜,首先,教育孩子明白一个道理:健康的饮食能培养出健康的人,吃饭不注意,就很难长成身材漂亮、头脑聪明的人。吃饭时,要表现出对食物极大的兴趣,可以边吃边赞:"真好吃!""我们都喜欢吃。"孩子得到积极的暗示后会主动地模仿。可以在挑食的孩子面前,大大称赞不挑食的孩子,从而使孩子因羡慕而积极地效仿。

4. 培训　培训是一种有组织的知识传递、技能传递、标准传递、信息传递、信念传递、管理训诫行为。例如,糖尿病是一种慢性病,是终身性疾病,需要终身管理。患者必须接受包括饮食控制、运动疗法、长期药物、自我监测,以及掌握糖尿病相关健康知识等终身治疗方法。因此,这种终身治疗不可能都放在医院,平时还是要患者在家中进行的血糖自我监测及饮食控制。随着经济水平的不断提高,糖尿病发病率逐年上升,有必要在社区举办糖尿病患者及高危人群有关糖尿病知识的培训班,从糖尿病的基本知识、糖尿病的紧急预防措施、糖尿病的饮食和药物治疗、日常生活不良习惯导致发病率的提高及如何采取正确的日常保健护理等方面进行了全面讲解,强调了养成良好生活习惯的重要性,做到早发现、早预防、早治疗。

5. 咨询　营养咨询就是营养师为人们解答生活中的各种营养问题。营养咨询基本形式是,一对一的交流和互动,这样营养师才能了解咨询者的全面信息,作出准确的判断,给出具体的建议或指导。交流中既有咨询者的主动陈述,也有营养师的诱导提问。通常以问答形式居多。

(1)营养咨询的基本过程:营养师先收集咨询者身体状况的信息(主诉和病史、化验单或体检报告、病志或出院记录、怀孕、老年等),再评价其现行的饮食情况,并形成对其营养状况的初步判断——有点像医生看病形成诊断的过程。接下来,是针对其营养状况给出个性化的饮食营养建议——有点像医生开处方。

(2)营养咨询的基本内容:给出咨询者身体状况的大致判断和指导(具体治疗问题得由相应的专科医生来决定);给出日常饮食建议;给出营养补充建议(营养补充剂或特殊营养药物,如果需要的话),给出简单的运动建议;回答咨询者提出的饮食问题。有时候,还运用一些心理学的方法调动咨询者的积极性,增强其改变生活方式的信念,或者给病情严重者一些安慰。

(3)营养咨询的基本要求:营养师和咨询者共同讨论问题,达成一致且可行的目标。这与医生看病有明显不同。患者多是被迫就医,只能乖乖听医生的话,吃医生的药,接受医生的治疗,并最终解决问题。但营养咨询要想取得效果,就必须调动咨询者本人的主动性,才能使那些饮食建议得以落实。否则只是聊聊而已,毫无用途。

(4)营养咨询的时间要求:平均每次 20～30 分钟,有相对独立的空间和舒服的座椅。在宽松随意的气氛中展开交流。

四、我国营养教育的现状及对策

1. 现状　进行营养教育大多应是公益性的,而且难以维持,因此开展政府专项拨款才能大规模开展。大众普遍对此类教育没有兴趣,不愿意参与,此外由于受很多因素影响,措施不方便施行。营养教育最常见的方式仍然是卫生宣教,而靠散发传单、板报、讲座等传统方式往往不够生动,难以给人留下深刻的印象,而且规范力度不够,以社区的资源难以请到专业人才长期参与,因此目前收效不太乐观。

2. 对策　按服务对象相对可利用资源多少的比较,大致可将需要营养教育的人群分为两大类。

（1）有钱无闲：这类人群主要存在于经济发达地区，包括学生、白领、"成功人士"等。因为此类人群几乎没有时间自己做饭或者是学习营养知识详细安排自己饮食，而且大多经济条件比较好，所以作为营养师对于此类人群除一般的营养教育外，应当正面解决时间不够的问题，推广方便经济的营养补充制剂是最有效的手段之一。

（2）无钱有闲：对于经济欠发达地区，以及退休等有时间自己采购烹调的人群，应作为营养教育的重点对象。细致具体地从食物采购保藏至食品加工搭配进行营养教育，提供长时期连续有计划性地教育，同时通过此类人群把营养知识转播给他们身边的人。

网络对人们生活的影响越来越大，特别是这两年随着技术水平的提高，网络营销的技术已经比较成熟，因此建立一个"全心全意为大众促进健康，积极引导并推动营养教育发展，打造富于时代责任和价值的营养健康网络门户"是切实可行的。

（潘　毅　韦金英）

任务 3　营　养　干　预

营养干预就是对人们营养上存在的问题进行相应改进的对策。世界卫生组织"以营养教育为重点的学校健康促进项目"活动在世界范围内的实践证明，营养干预能提高孩子的学习成绩和出勤率。在柏林，获得营养指导的孩子取得了比其他学生更高的分数；在牙买加，获得早餐供应的孩子在数学上取得了高分；在美国，低收入家庭的孩子在参与早餐计划之前成绩明显低于高收入家庭的孩子，但他们参与计划后成绩明显高于未参与计划的孩子。

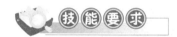

能调查和分析各种因素对社区人群营养状况及疾病发生的影响，如年龄、职业、家庭收入、饮食行为、生活习惯等，发现营养问题，从而有目的、有针对性地采取营养干预措施并对结果评价。

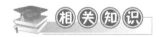

一、社区营养干预方案的设计

1. 收集各种定量和定性背景资料　社区背景资料的相关内容见社区营养调查，但获得社区资料的主要途径有三种。

（1）收集现有的统计资料：可从政府行政部门（卫生、财政、统计、环境、交通等）、卫生服务机构（医院、疾病控制中心、妇幼保健院等）、科研学术部门（院校、研究所）及其他部门现有相应的统计报表、体检资料、学术研究报告或调查数据中获得所需的信息。在利用现有资料时应注意对所获得的资料进行质量评价，检查发表的时间是否符合客观实际，论据是否充分，经确定资料可靠后再进一步分析数据，同时还应注意某些特殊的资料是否存在的保密问题。

（2）定性资料的收集：采用访谈法。专题小组讨论法：根据调查目的确定讨论主题、对象；居民代表、行政人员、卫计人员。6~12 人一组，主持人引导大家围绕主题进行一个小时左右的讨论。

（3）定量资料的收集：获得人群发生某种事件的数量指标，如膳食营养状况、患病率或探讨各种因素与疾病、营养间的数量依存关系。方法可采用现场调查、信函、电话调查。

2. 确定社区存在的主要营养问题　经过对收集到的营养问题资料进行整理和分析，力图弄清以下问题：①哪个社区存在营养不良？②社区中的哪些人患营养不良？③该人群存在何种营养不良或营养缺乏？④该人群营养不良的程度如何？⑤该人群会出现营养不良的原因是什么？

3. 制订计划总目标和具体分目标　制订社区营养干预项目目标的原则有三个。①项目目标应描述得非常准确、清楚，使得项目执行者明确该做什么。②项目目标应有一定衡量标准，以便能辨别活动是否开展得顺利。这些标准应包括项目所花的时间及活动应达到的质量等。③项目目标要根据当地条件而制订。

4. 列出人力物力保障的清单表格　估计每一项活动所需的费用和项目的总费用。经费预算包括现场组织管理、培训班、现场调查、实验室检查、营养教育材料制作印刷、采购实物和工具等。

5. 确定项目执行计划的评价方案　该评价方案包括过程评价、效果评价。

二、社区营养干预方案的实施

1. 制订社区营养干预计划　制订好年计划表和日程表，应注意尽量不要与节假日及其他重要工作相冲突，工作人员每日要按日程进行工作，并将每日做的事情（工作例会、现场动员、现场调查、家庭访问等）做详细的工作记录。各部门间要明确任务，共享资源、互通有无，建立良好的工作关系。

2. 评价社区营养干预计划　干预项目评价计划执行结束或在执行过程中，公共营养师对各项措施的效果进行评价。评价是一个连续的过程，是衡量项目进展和效率的有效工具。社区营养监测与改善项目执行结束后均需进行评价，这也是对工作执行成功程度进行系统的监测。通过评价可知道该项目取得了什么成绩，是否达到预期目标，营养项目的资源是否正确利用，有何成果，存在什么问题，同时也为下一阶段的计划提供重要的科学依据。

3. 选择营养干预措施的原则　其原则包括以下几方面。

（1）重要性原则：根据营养问题的重要程度选择营养干预措施，要优先考虑解决重要营养问题的干预措施。

（2）作用性原则：干预措施对解决营养不良的作用大小是最重要的选择标准，力争所选择的措施能够在解决营养不良问题中发挥最佳的作用。

（3）难易度原则：选择干预措施还要根据其评估的难易程度、实施的难易程度、参与性和成本效益几个方面来选择，并对相应的干预措施进行高、中、低排序后择优选择。

目前，我国主要发生死亡的疾病是高血压、冠心病和肿瘤等非传染性慢性病，这些疾病的生成都与营养状况密切相关。有关专家说，实施营养教育和干预，不仅能预防青少年患上慢性病，还能提高他们的生命质量和智力水平，关系国家的富强和民族的昌盛，是一个意义极为重大的项目。

（潘　毅　陆秋江）

课题3-2　社区人群的膳食指导

随着经济的发展,人们的生活水平不断提高,营养知识的缺乏、不当的饮食行为和习惯引起亚健康人群的不断出现,诱发或加重各种疾病,已严重影响了人们的健康水平和生活质量,预防控制工作已刻不容缓。为提高广大人民群众身体素质,有必要指导人们合理的膳食。

任务1　婴幼儿的膳食指导

婴幼儿时期(0~3岁)是人的一生中体重增加最快的时期。这一时期孩子的营养摄取特别重要。因此,家长必须安排好婴幼儿的饮食,保证丰富均衡的营养。

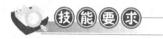

结合婴幼儿不同的年龄特点,合理调配食物结构,按照平衡膳食的原则,做到精细粮搭配、干湿搭配、荤素搭配、酸碱搭配、色彩搭配等,为幼儿提供营养搭配均衡的膳食,满足婴幼儿机体需要的各种营养素,促进其生长发育。

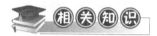

一、关注孩子体重的变化,采取相应的措施

3岁以下的幼儿应每月量一次体重,连续两个月体重不增加属于异常现象。家长可以将孩子每月体重标在"年龄(月)-体重(千克)"发育图上,每个月的体重连起来,就构成一条体重曲线,观察曲线就可以判断孩子的生长发育状况。曲线平直,说明孩子的体重没有增加,可能有问题。若曲线向下倾斜,则说明孩子的身体肯定有问题,患有某种疾病,应马上就医。只有曲线向上延伸才是正常的。家长可以从以下四个方面和医生一起分析孩子的问题。

(1)患有疾病:①经常生病;②生病不多,但生病时不进食;③有肠道寄生虫,如绦虫等,使幼儿的营养不能被人体吸收。

(2)饮食喂养不当:①每日进食次数不够;②每日的饮食成分中热量供给不足;③维生素供给量不足。

(3)卫生条件差:①室内环境不好;②食物、饮水不干净;③粪便随意处置。

(4)其他原因:①幼儿过早离开母亲,由保姆照料;②孩子过于孤单,缺乏感情交流,心理饥饿,使幼儿不思饮食。

家长要从以上几个方面找出原因,然后采取适当的措施加以解决。

二、1~6个月婴儿的饮食

1~6个月婴儿的饮食应以母乳为主。母乳不仅能提供婴儿生长发育所需全部营养物质,还含有其他食物所不具备的免疫物质,能在一定程度上抵御各种疾病的侵入。用母乳喂养的婴幼儿,还能增加婴幼儿与母亲之间的感情,而这种母子之间的感情又是一个人一生心理健康的基础,有助于孩子个性的形成与智力的发展。

因此,这一阶段的婴幼儿,在补充辅助食物之后,也要继续以母乳为主喂养。在婴幼儿身体较弱的情况下,甚至可过渡到 1 岁,只是母乳哺乳次数和量要逐渐减少。

三、6 个月~1 岁幼儿的饮食

这一年龄段幼儿的饮食,基本上要以辅助食物为主。家长可以给孩子多选用稀饭、烂面条、蛋黄、水果泥、菜泥、肉末、肉松等,添加时应注意每次只先加入一种,品种和数量都要循序渐进,由少到多,最后加较难消化的肉末。世界卫生组织推荐用发芽谷物磨成粉熬粥,以促进婴幼儿的消化吸收。家长要尽量让孩子吃辅助食物,但如果出现消化不良的情况,可暂停增加辅助食物。天气炎热的夏季,不宜增加新的辅助食物。

四、1~2 岁幼儿的饮食

1~2 岁的幼儿将陆续长出十几颗牙齿,主要食物也逐渐从以奶类为主转向以混合食物为主,而此时幼儿的消化系统尚未成熟,因此还不能给幼儿吃大人的食物,要根据幼儿的生理特点和营养需求,为他制作可口的食物,保证获得均衡营养。应该注意以下几方面。

(1)幼儿的胃容量有限,宜少吃多餐。一岁半以前可以给幼儿三餐以外加两次点心,点心时间可在下午和夜间;一岁半以后减为三餐一点,点心时间可在下午。但是加点心时要注意:一是点心要适量,不能过多,二是时间不能距正餐太近,以免影响正餐食欲,更不能随意给幼儿零食,否则时间长了会造成营养失衡。

(2)多吃蔬菜、水果。幼儿每日营养的主要来源之一就是蔬菜,特别是橙绿色蔬菜,如西红柿、胡萝卜、油菜、柿子椒等。可以把这些蔬菜加工成细碎软烂的菜末炒熟调味,给幼儿拌在饭里喂食。要注意水果也应该给幼儿吃,但是水果不能代替蔬菜,1~2 岁的幼儿每日应吃蔬菜、水果共 150~250g。

(3)适量摄入动植物蛋白。在肉类、鱼类、豆类和蛋类中含有大量优质蛋白,可以用这些食物炖汤,或用肉末、鱼丸、豆腐、鸡蛋羹等容易消化的食物喂幼儿。1~2 岁的幼儿每日应吃肉类 40~50g,豆制品 25~50g,鸡蛋 1 个。

(4)牛奶中营养丰富,特别是富含钙质,利于幼儿吸收,因此这一时期牛奶仍是幼儿不可缺少的食物,每日应保证摄入 250~500ml。

(5)粗粮细粮都要吃,可以避免维生素 B_1 缺乏症。主食可以吃软米饭、粥、小馒头、小馄饨、小饺子、小包子等,吃得不太多也没有关系,每日的摄入量在 150g 左右即可。

1~2 岁幼儿,饮食正从乳类为主转到以粮食、蔬菜、肉类为主食的阶段,幼儿的食物种类和烹调方法将逐渐过渡到与成年人相同。营养食谱的安排不能千篇一律,一周内要有不同,让幼儿有新鲜感,可以提高食欲。

五、2~3 岁幼儿的饮食

(1)2~3 岁幼儿每日最好进食 5 次。幼儿胃的容量比成年人要小得多,每餐进食量少,但相对来说,其能量需求又比成年人高很多,所以应增加进餐的次数。为了满足幼儿能量的需要,应保证每日进食 5 次左右。但在现代社会中,家长的工作一般都较忙,每日做 5 顿饭有困难,做得太多,又会变质。最为可行的办法是:每日安排 3 次正餐,另 2 次安排为小吃,具体时间可安排在上午 9:30~10:00,下午 3:30~4:00。这两次小吃可选用稀饭、面条,如果实在没有时间,可以用饼干、面包来代替。

(2)2~3岁的幼儿应多吃蔬菜。据统计,人类70%的疾病都发生在酸性体质的人身上。只有当体液呈弱碱性时,身体的免疫力才最强,才不易患病。凡是不爱吃蔬菜、偏爱肉食的幼儿,身体都不会正常发育。因此,家长要引导孩子多吃蔬菜。此外,蔬菜中的维生素有着重要的作用。例如,维生素A是构成视觉细胞内感光物质的重要成分,缺乏时会引起夜盲症;维生素C与机体的代谢有关,还可以增加人的免疫力,缺乏维生素C的幼儿容易患感冒等疾病;B族维生素缺乏,会使人的眼角干燥,皮肤粗糙,发育受到影响。因此,幼儿要多吃富含维生素的蔬菜,如胡萝卜、豆芽、芹菜、菠菜、油菜、西红柿、茄子等。

(3)要多补充钙、锌和铁。在2~3岁这一时期内,20个乳牙基本出齐,身体其他方面的增长也十分迅速,因此,要多给幼儿补充钙、锌和铁,每日应供应钙600mg,铁10mg,锌10mg。在饮食中,要给孩子多加些牛奶、豆腐、鱼虾、羊肝、猪肝,以及各种绿叶蔬菜等。

此外,婴幼儿生病之后,要额外给孩子加餐,以补充生病期间损失的体重,以保证身体能尽快地恢复。婴幼儿生病后,体能消耗过多,而食欲和消化吸收能力则大大减少。因此,家长要给孩子准备营养丰富、味道可口、易于消化的食物,并注意少量多餐。

(潘　毅　韦金英)

任务2　儿童、青少年的膳食指导

学龄儿童(6~12岁)与青少年(12~18岁)正处生长发育重要时期,体内合成代谢旺盛,对能量和各种营养素的需求十分迫切,在膳食营养方面具有其自身的若干特点,必须引起家长的重视。

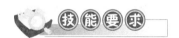

能根据儿童、青少年的膳食特点,制订相应的膳食食谱。

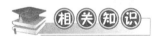

一、学龄儿童的营养与膳食

(一)营养特点

学龄儿童指的是6~12岁进入小学阶段的孩子,此期儿童体格维持稳步的增长,可以接受成年人的大部分饮食。其可能存在的营养问题有缺铁性贫血、维生素A缺乏、B族维生素缺乏、锌缺乏等。此外,看电视时间过长,体力活动减少,加上饮食的不平衡而导致超重和肥胖在这一时期也比较突出。

(二)膳食原则

学龄儿童应该合理食用各类食物,取得平衡膳食。从进食量上看,一般男孩子的食量不应低于父亲,女孩子不低于母亲。应该让孩子吃饱和吃好每日三顿饭,尤其是保证吃好早餐,早餐的食量应当相当于全日量的1/3。不吃早餐或早餐吃不好会使小学生在上午11点前后因能量不够而导致学习行为的改变,如注意力不集中,数学运算、逻辑推理能力及运动耐力等下降。此期,应引导孩子吃粗细搭配的多种食物,但富含优质蛋白质的鱼类、禽类、蛋类、肉类、奶类及豆类应该丰富一些,每日供给至少 300ml 牛奶、1~2 个鸡蛋及其他动物性食物 100~150g,谷类及豆类食物的供给为 300~500g,以提供足够的能量及较多的 B 族维生素。充足的能量及丰富营养素的供给除满足儿童生长发育的需要外,也可提高其学习训练的效率、发展智力并保证大脑活动的特殊消耗。此外,学龄儿童应在老师协助下继续进行良好生活习惯及卫生习惯的培养,少吃零食,饮用清淡饮料,控制食糖的摄入,同时应重视户外活动。

二、青少年的营养与膳食

(一)营养特点

青少年期一般指的是 12~18 岁,相当于初中和高中学业龄期(包括青春发育期及少年期)。此时不但体格发育速度加快,而且生殖系统迅速发育,第二性征逐步出现,加之活动量大,学业负担重,致使对能量和营养素的需求均超过成年人。因此,充足的营养是此期体格及性征迅速生长发育、增强体魄、获得知识的物质基础。

(二)膳食原则

(1)多吃谷类,供给充足的能量,而且宜选用加工较为粗糙、保留大部分 B 族维生素的谷类,条件允许时应适当选择杂粮及豆类。

(2)保证足量的鱼类、禽类、肉类、蛋类、奶类、豆类和新鲜蔬菜水果的摄入。

(3)平衡膳食,鼓励参加体力活动,避免盲目节食。青少年的膳食也应是平衡膳食,食物应该多样化,以谷类为主,以供给充足的能量和各种营养素。鼓励青少年多参加体力活动使其发育成健壮的体格。近年来,我国青少年肥胖发生率逐年增长,青少年尤其是女孩往往为了减肥而盲目节食,引起体内新陈代谢紊乱,抵抗力下降,严重者可出现低血钾、低血糖,甚至由于厌食导致死亡。因此,对那些超重或肥胖的青少年,应引导他们通过合理控制饮食,少吃高能量的食物(如肥肉、糖果和油炸食品),同时应增加体力活动,使能量摄入和消耗保持平衡,而不宜采用药物或盲目节食等减肥方式,以免影响青少年的正常生长发育。

(黄小萍　陆秋江)

任务3　孕妇、乳母的膳食指导

育龄妇女自妊娠开始到产后哺乳终止都是需要加强营养的特殊生理过程。一是要提供满足胎儿生长发育和乳汁分泌所必需的各种营养素;二是要满足自身的营养素需求,达到预防可能出现的母体和胎儿营养缺乏及某种并发症的目的。

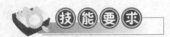

能根据孕妇、乳母生理特点和营养需要特点制订相应的膳食食谱,以更好地指导孕期和哺乳期妇女的膳食。

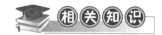

一、孕期妇女的膳食指南

按妊娠的生理过程及孕妇膳食指南分为孕前期（孕前 3 ~ 6 个月）、孕早期（孕 1 ~ 12 周）、孕中期（孕 13 ~ 27 周）和孕晚期（孕 28 周至分娩）几个部分。在妊娠时期生理特点不同，营养的需求也不同，因此对孕妇的膳食指导也不同。

（一）孕前期妇女的膳食指南

合理的膳食和均衡营养是成功妊娠的基础。为降低出生缺陷、提高生育质量、保证妊娠的成功，夫妻双方都应该做好孕前的营养准备。育龄妇女在计划妊娠前 3 ~ 6 个月应该接受特别的膳食和健康生活方式指导，调整自身的营养、健康状况和生活习惯，使之尽可能达到最佳状态以利于妊娠的成功。在一般人群膳食指南十条基础上，孕前期妇女膳食指南增加以下四条内容。

（1）多摄入富含叶酸的食物或补充叶酸：孕妇是叶酸缺乏的高危人群之一。缺乏叶酸与先天性神经管畸形（如无脑儿、脊柱裂或脑膨出）的发生有关。

（2）常吃含铁丰富的食物：孕前期良好的铁营养是成功妊娠的必要条件，孕前期缺铁易导致早产、孕期母体体重增长不足，以及新生儿低出生体重，故孕前期应储备足够的铁为孕期利用。应多吃含铁丰富的食物，如动物血和肝脏、瘦肉、黑木耳等。

（3）保证摄入加碘的食盐，适当增加海产品的摄入：孕妇碘需要量增加，缺乏易发生甲状腺肿大，影响胎儿发育智力发育障碍，生长迟缓，神经及运动系统异常，常伴有聋或聋哑。由于孕前期和孕早期对碘的需要量相对多，除了摄入碘盐外，还建议至少每周摄入一次富含碘的海产品，如海带、紫菜等。

（4）戒烟、戒酒：夫妻一方或者双方经常吸烟或饮酒，不仅影响精子或卵子的发育，造成精子或卵子的畸形，而且影响受精卵在子宫内的顺利着床和胚胎的发育，导致流产。酒精可以通过胎盘进入胎儿血液，造成胎儿宫内发育不良、中枢神经系统发育异常、智力低下等。

（二）孕早期膳食指导

在一般人群膳食指南基础上，增加以下内容。
（1）膳食清淡适口。
（2）少食多餐。
（3）保证摄入足量碳水化合物（至少 150g/d）。
（4）多摄入富含叶酸的食物并适当补充叶酸。
（5）戒烟、戒酒。

（三）孕中、晚期女性的膳食指导

1. 膳食指南　在遵循一般人群膳食指南基础上，补充以下内容。
（1）适当增加鱼类、禽类、蛋类、瘦肉类及海产品的摄入量。
（2）适当增加富含优质蛋白质和钙的奶类的摄入。
（3）常吃含铁丰富的食物，多吃富含维生素 C 的蔬菜水果。
（4）适当身体活动，维持体重的适宜增长。

（5）禁烟禁酒,少吃刺激性食物。

2. 膳食构成　每日的膳食构成如下。

谷类:米、面及各种杂粮 400~500g。

鱼、禽、瘦肉:150~250 克,鸡蛋 1 个。

大豆制品:50~100g,适量坚果,如核桃、杏仁、花生等。

蔬菜:400~500g,其中绿叶蔬菜 300g。

水果:200~400g。

奶:≥250ml。

钙剂:补充 300mg 或喝 500ml 牛奶。

建议:每周进食 1 次海产品,1 次动物肝脏 50g 或动物血。实行少量多餐。

二、乳母的膳食指导

1. 膳食指南　在一般人群膳食指南基础上,补充以下内容。

（1）增加鱼类、禽类、蛋类、瘦肉类及海产品的摄入量。

（2）适当增加奶类,多喝汤水。

（3）产褥期食物多样,不过量。

（4）忌烟酒,避免喝浓茶和咖啡。

（5）科学活动和锻炼,保持健康体重。

（6）理安排产褥期膳食。

2. 产褥期膳食指导　产妇自胎儿及附属物娩出到全身器官恢复至妊娠前状态,一般需 6~8周时间,这段恢复期称为产褥期。

（1）正常分娩产妇:易消化的半流质食物;如会阴撕裂,应给无渣膳食 1 周。

（2）剖宫产产妇:术后流食 1 日,忌用牛奶、豆浆、大量蔗糖等胀气食品,再转为普通膳食。

（3）产后补血:蛋白质和铁,鸡蛋不超过 6 个/日。

（4）膳食构成:每日膳食构成如下。

谷类:粗细搭配,300~500g。

鱼类、禽类、蛋类、瘦肉类:增加总量 100~150g。

大豆制品:豆类 60g 或相当量的豆制品。

蔬菜:≥500g,其中绿叶蔬菜 2/3 以上。

水果:200~400g。

奶:500ml 左右。

乳母膳食应易消化吸收,并采用合理的烹饪方式。

（潘　毅　黄兴华）

任务4　老年人的膳食指导

在我国,对老年人的定义为60周岁以上的人群。人体衰老是个自然的过程。随着年龄的增加,老年人器官功能逐渐衰退,容易发生代谢紊乱,导致营养缺乏病和慢性非传染性疾病的危险性增加。

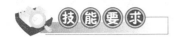

能指导老年人平衡膳食,合理搭配各种食物。

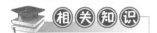

随着社会老龄化的日益加重,我国的老年人越来越多,所占人口比例也越来越高。如何加强老年保健、延缓衰老过程、防治各种老年常见病,达到健康长寿和提高生命质量已成为社会关注的问题。合理的营养有助于延缓衰老。因此,从营养学的角度探讨老年人的生理变化,研究老年期的营养和膳食非常重要。那么,老年人常见的膳食应注意哪些呢?

一、食物要粗细搭配、松软、易于消化吸收

随着人们生活水平提高,我国居民主食的摄入减少,食物加工越来越精细,粗粮摄入减少,油脂及能量摄入过高,导致 B 族维生素、膳食纤维和某些矿物质的供给不足、慢性病发病率增加。粗粮含丰富 B 族维生素、膳食纤维、钾、钙、植物化学物质等。老年人消化器官生理功能有不同程度的减退,咀嚼功能和胃肠蠕动减弱,消化液分泌减少。许多老年人易发生便秘,患高血压、血脂异常、心脏病、糖尿病等疾病的危险性增加。因此,老年人选择食物要粗细搭配,食物的烹制宜松软易于消化吸收,以保证均衡营养,促进健康,预防慢性病。

二、合理安排饮食,提高生活质量

合理安排老年人的饮食,使老年人保持健康的进食心态和愉快的摄食过程。家庭和社会应从各方面保证其饮食质量、进餐环境和进食情绪,使其得到丰富的食物,保证其需要的各种营养素摄入充足,以促进老年人身心健康,减少疾病,延缓衰老,提高生活质量。

三、重视预防营养不良和贫血

60 岁以上的老年人随着年龄增长,可出现不同程度的老化,包括器官功能减退、基础代谢降低和体成分改变等,并可能存在不同程度和不同类别的慢性病。由于生理、心理和社会经济情况的改变,可能使老年人摄取的食物量减少而导致营养不良。另外,随着年龄增长而体力活动减少,并因牙齿、口腔问题和情绪不佳,可能致食欲减退,能量摄入降低,必需营养素摄入减少,而造成营养不良。贫血是老年人最常见的健康问题。一项针对北京地区 2014 位 60 岁以上老年人的调查显示,老年男性贫血患病率为 16.3%,女性为 13.7%,且随年龄增长而增高。因此老年人要重视预防营养不良与贫血。

四、多做户外活动,维持健康体重

我国居民营养与健康状况调查结果显示,我国城市居民经常参加锻炼的老年人仅占 40%。大量研究证实,身体活动不足、能量摄入过多引起的超重和肥胖是高血压、高血脂、糖尿病等慢性非传染性疾病的独立危险因素。适当多做户外活动,在增加身体活动量、维持健康体重的同时,还可接受充足紫外线照射,有利于体内维生素 D 合成,预防或推迟骨质疏松症的发生。

五、老年人一日食谱举例

早餐:面包(50g)、牛奶(200g)、鸡蛋(40g)。

午餐:肉丝扁豆焖软面(挂面125g、猪肉40g、扁豆100g)、西红柿白菜汤(西红柿100g、白菜100g)、西瓜(300g)。

晚餐:米饭(125g)、虾仁烩鲜蘑(虾仁75g、鲜蘑100g)、油菜豆腐汤(油菜200g、豆腐50g、虾皮10g)。

（潘　毅　张明仙）

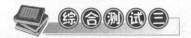

A1/A2 型题

1. 我国居民营养与健康状况说法正确的是(　　　)

   A. 农村居民膳食结构仍不合理

   B. 儿童青少年生长发育水平稳步提高

   C. 与城市相比,农村男性平均高4.9cm,女性平均低4.2cm

   D. 儿童营养不良患病率居高不下

   E. 居民贫血患病率有所增长

2. 下列说法不正确的是(　　　)

   A. 城市居民膳食结构非常合理　　　　　　B. 我国营养缺乏症状依然存在

   C. 高血压患病率有较大幅度升高　　　　　D. 糖尿病患病率增加

   E. 超重和肥胖患病率呈明显上升趋势

3. 中国居民膳食指南要求不包括(　　　)

   A. 禁止吸烟　　　　　　　　　　　　　　B. 多吃蔬菜,水果和薯类

   C. 食物多样,谷类为主　　　　　　　　　D. 吃清洁卫生不变质食物

   E. 如饮酒应限量

4. 下列哪项不属于营养干预工作的范畴(　　　)

   A. 确定营养干预目标人群　　　　　　　　B. 制定营养干预目标

   C. 开展营养干预具体活动　　　　　　　　D. 计划免疫

   E. 营养干预效果评价

5. 营养教育的目的不包括下列哪一项(　　　)

   A. 了解营养基础知识　　　　　　　　　　B. 促进经济发展

   C. 养成良好的饮食习惯　　　　　　　　　D. 科学营养保健

   E. 推动食品产业协调发展

6. 选择营养干预措施的原则(　　　)

   A. 重要性原则　　　　　B. 作用性原则　　　　　C. 难易度原则

   D. 以上都是　　　　　　E. 以上都不是

7. 婴儿开始添加辅食的适宜月龄是(　　　)

　　A. 1～3个月　　　　　　　　　　B. 4～6个月　　　　　　　　　　C. 5～8个月

　　D. 6～7个月　　　　　　　　　　E. 7～8个月

8. 婴儿辅食添加首选（　　）

　　A. 蛋黄　　　　　　B. 鱼肉　　　　　　C. 菜泥　　　　　　D. 米粉糊　　　　　　E. 猪肝

9. 某男孩,10月龄,查体有方颅,枕秃,肋骨串珠,夜间经常啼哭,最可能的原因是（　　）

　　A. 受惊吓　　　　　B. 铁缺乏　　　　　C. 钙缺乏　　　　　D. 碘缺乏　　　　　E. 锌缺乏

10. 孕早期,孕妇对能量和营养的需要量并无明显增加,但应除外下列哪种营养素（　　）

　　A. 维生素D　　　B. 维生素E　　　　C. 叶酸　　　　　　D. 钙　　　　　　E. 锌

11. 对于孕中期妇女饮食安排不合理的是（　　）

　　A. 米、面及各种杂粮200g　　　　　　　　B. 大豆制品50～100g

　　C. 蔬菜400～500g,其中绿叶蔬菜300g　　D. 水果200～400g

　　E. 奶≥250ml

12. 青少年膳食原则合理的是（　　）

　　A. 多吃谷类,供给充足的能量

　　B. 宜选用加工较为粗糙、保留大部分B族维生素的谷类,条件允许时应适当选择杂粮及豆类

　　C. 保证足量的鱼、禽、肉、蛋、奶、豆类和新鲜蔬菜水果的摄入

　　D. 平衡膳食,鼓励参加体力活动,避免盲目节食

　　E. 以上都是

13. 老年人膳食原则中,应注意提供充足的维生素E,其目的之一是（　　）

　　A. 促进铁吸收　　B. 增进食欲　　　C. 抗衰老　　　　D. 改善睡眠　　　E. 防止便秘

14. 婴幼儿骨质软化症是由下列哪种维生素缺乏引起（　　）

　　A. 维生素B_1　　B. 维生素A　　　C. 维生素C　　　D. 维生素D　　　E. 维生素E

15. 孕早期缺乏可导致胎儿神经管畸形的是（　　）

　　A. 烟酸　　　　　B. 叶酸　　　　　C. 维生素C　　　D. 维生素B_1　　　E. 维生素E

16. 母乳中含量较低的营养素是（　　）

　　A. 维生素D、铁　　　　　　　　　B. 维生素A、钙　　　　　　　　C. 维生素E、锌

　　D. 维生素B_1、碘　　　　　　　　E. 维生素B_2、硒

17. 青少年膳食中,优质蛋白应达到全日总蛋白的（　　）

　　A. 1/5以上　　B. 1/4以上　　　C. 1/3以上　　　D. 1/2以上　　　E. 3/4以上

18. 关于3岁以下的幼儿应体重连续两个月体重不增原因说法错误的是（　　）

　　A. 经常生病

　　B. 生病不多,但生病时不进食

　　C. 有肠道寄生虫,如绦虫等,使幼儿的营养不能被人体吸收

　　D. 每日进食5次

　　E. 每日的饮食成分中热量供给不足

19. 学龄期儿童不易出现的疾病是（　　）

　　A. 缺铁性贫血　　　　　　　　　B. 维生素A缺乏　　　　　　　　C. B族维生素缺乏

　　D. 锌缺乏　　　　　　　　　　　E. 骨质硬化

20. 营养教育基本方法（　　）
 A. 讲座　　　　　　　　 B. 学习小组　　　　　　 C. 个别劝导
 D. 咨询　　　　　　　　 E. 以上都是

21. 营养咨询的基本要求是（　　）
 A. 严格遵从医生的要求　　　　　　　 B. 由咨询者做决策
 C. 营养师和咨询者共同讨论　　　　　 D. 被动咨询
 E. 以上说法都不对

22. 对社区居民营养教育的主要内容（　　）
 A. 普及营养健康知识,倡导合理膳食方式,纠正饮食习惯
 B. 有计划地进行营养知识、方法、监督的培训
 C. 将营养教育纳入学校教育内容和教学计划培养良好的饮食习惯,提高自我保健能力
 D. 将营养教育工作内容纳入到初级卫生保健服务体系,提高保健水平,合理利用当地食物资源改善营养状况
 E. 以上都是

23. 青少年发育的特点不包括（　　）
 A. 体格发育速度加快　　　 B. 生殖系统迅速发育,第二性征逐步出现
 C. 活动量大,学业负担重　　 D. 能量和营养素的需求低于成年人
 E. 需要充足的营养

24. 孕前期（　　）
 A. 孕 1~12 周　　　　　 B. 孕 3~6 个月　　　　　 C. 孕前 3~6 个月
 D. 孕 13~27 周　　　　　 E. 孕 28 周至分娩

25. 关于孕前期合理膳食的目的说法不对的是（　　）
 A. 降低出生缺陷　　　　　 B. 提高生育质量　　　　　 C. 保证妊娠的成功
 D. 改变生活习惯　　　　　 E. 有利于使之尽可能达到妊娠最佳状态

26. 母乳中易受膳食摄入量影响的矿物质是（　　）
 A. 镁　　　 B. 碘　　　 C. 磷　　　 D. 钙　　　 E. 钾

27. 下列哪项是孕中期的膳食要求（　　）
 A. 减少鱼、禽、蛋、瘦肉、海产品的摄入量
 B. 当增加富含优质蛋白质和钙的奶类的摄入
 C. 减少铁摄入
 D. 维持体重的不变,合理进食
 E. 绝对不能吃激性食物

28. 6 个月~1 岁幼儿的饮食特点不正确的是（　　）
 A. 辅助食物为主　　　　　　　　 B. 添加时应注意每次只先加入一种
 C. 品种和数量都要循序渐进　　　 D. 由少到多
 E. 首选添加肉末

29. 下列哪项是青少年的膳食要求（　　）
 A. 多吃精制谷类,供给充足的能量
 B. 选用加工较为粗糙、保留大部分 B 族维生素的谷类,条件允许时应适当选择杂粮及

豆类

  C. 少食鱼、禽、肉、蛋,避免肥胖

  D. 可以不吃豆类和新鲜蔬菜水果

  E. 食物应该多样化,以肉类为主

30. 婴幼儿生病期间不正确的做法是( )

  A. 要额外给孩子加餐,以补充生病期间损失的体重,以保证身体能尽快地恢复

  B. 体能消耗过多,而食欲和消化吸收能力则大大减少,避免进食

  C. 准备营养丰富、味道可口食物

  D. 注意少量多餐

  E. 准备易于消化的食物

31. 下列对老年人特点描述不正确的是( )

  A. 饮食中 B 族维生素、膳食纤维和某些矿物质的供给不足、慢性病发病率增加

  B. 老年人消化器官生理功能有不同程度的减退

  C. 家庭和社会应从各方面保证其饮食质量、进餐环境和进食情绪

  D. 不易出现营养不良和贫血

  E. 多做户外活动,维持健康体重

32. 指导老年人平衡膳食的意义有( )

  A. 延缓衰老过程   B. 防治各种老年常见病   C. 达到健康长寿

  D. 生命质量   E. 以上都是

B 型题

(33~35 题选项)

  A. 肉类、禽类、鱼类、蛋类   B. 蔬菜和水果类   C. 乳类和豆类

  D. 油脂类   E. 谷类

33. 中国居民平衡膳食宝塔的第一层是( )

34. 中国居民平衡膳食宝塔的第三层是( )

35. 中国居民平衡膳食宝塔的第四层是( )

(36~38 题选项)

  A. 紫菜   B. 米糊   C. 鸡肉   D. 猕猴桃   E. 大米

36. 以上食物中,孕早期妇女急需的是( )

37. 以上食物中,4 月龄婴儿可食用( )

38. 以上食物中,哪种对老年人最有益( )

(39~40 题选项)

  A. 佝偻病   B. 克汀病   C. 肥胖   D. 消化不良   E. 贫血

39. 孕期缺铁可导致( )

40. 婴幼儿缺钙可导致( )

(张明仙)

模块四 | 医院膳食指导

医院膳食是根据疾病的病理生理特点,按不同的疾病制订符合其特征的饮食治疗方案和特定的饮食配方而制作的疾病饮食。医院膳食的种类很多,一般将医院膳食分为三大类,即基本膳食、治疗膳食和诊断试验膳食。根据疾病的病理生理特点,给患者合理地制订各种不同的饮食配方,可以达到辅助治疗及辅助诊断的目的,借以增强机体的抵抗力,促进组织修复代谢功能,纠正营养缺乏。

课题 4-1 基 本 膳 食

基本膳食是根据病情需要将各类食物用改变烹调方法或改变食物质地而配制的膳食,其营养素含量一般不变。

任务 1 医院基本膳食的分类

医院基本膳食的分类是根据不同疾病的病理和生理需要将各类食物用改变烹调方法或改变食物质地而配制的膳食。这类膳食是住院患者常用的一类膳食,也是使用最广泛的一类膳食,在配合治疗方面也有着不可忽视的作用,故应认真加强管理。

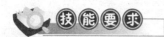

能根据膳食的质地、形态及烹调方法来分类。

相关知识

住院患者病情有轻重之分,原因各异,消化吸收功能不同,以及有些需手术治疗,有些则行一般治疗等,故必须按不同情况给予不同的膳食。因此,要清楚医院膳食的分类、适用对象、原则及要求。

一、医院基本膳食的分类

医院基本膳食根据膳食的质地、形态及烹调方法可以分为以下四种。

1. 普通膳食 普通膳食接近正常人平时所用膳食。

2. 软食 软食是一种质软、容易咀嚼、比普通食易消化的膳食。

3. 半流质膳食 半流质膳食是一种比较稀软、成半流质状态、易于咀嚼和消化、介于软饭和流质饭之间的膳食。

4. 流质膳食 流质膳食为液体状态的食物或在口腔内易于溶化为液体的食物,比半流质更容易吞咽和消化。

二、各类医院基本膳食的原则及要求

(一)普通膳食

1. 特点 普通膳食与正常人平时所用膳食基本相同,其中能量和各种营养素均应充分供给,达到平衡膳食的要求。每日供给早、中、晚三餐。

2. 适用对象 体温正常,咀嚼和吞咽功能正常,消化功能正常,恢复期患者,在治疗上对膳食无特殊要求的内、外、妇产、五官等科患者均可使用。

3. 原则和要求 普通膳食的原则和要求如下。

(1)原则:均衡营养和接近正常膳食,满足机体营养需求。

(2)能量:每日 2200 ~ 2500kcal(1kcal = 4.184kJ);三餐能量分配通常为 25% ~ 30%,中餐 40%,晚餐 30% ~ 35%。

(3)营养素:蛋白质 70 ~ 90g,脂肪 60 ~ 70g,碳水化合物占 450g,每日的蔬菜不应少于 300g。

(4)食物烹调:加工烹调应科学合理,应清淡,多样化,注意色、香、味。

4. 配膳食应注意的问题 ①食谱制订和操作要照顾民族风俗、地域习惯的特殊性。②了解患者的食物过敏史,如鱼类、虾类、黄花菜等。③应选择常用的食物和百姓知晓的食物,新资源食物应用要谨慎。④考虑患者实际的经济状况,注意成本核算。

(二)软食

1. 特点 软食也称软饭,是一种质地软、容易消化的膳食,常作为普食到半流质膳食的过渡饮食,每日供应 3 ~ 5 餐。

2. 适用对象 牙齿咀嚼不便、不能食用大块食物者,如牙病患者,体温正常或略高及消化吸收能力稍弱者及老年人、幼儿等。

3. 原则和要求 软食的原则和要求如下。

(1)原则:软食应能达到患者的营养需要,是一种营养平衡的膳食。

(2)能量:一日膳食供热量 1800 ~ 2200kcal(1kcal = 4.184kJ)。

(3)蛋白质:每日 70 ~ 80g。

(4)食物烹调:加工烹调要细、软、烂,可以多用蒸、煮等烹调方法。不用生冷和含粗纤维多的食物及硬果类的食物,忌用强烈刺激性的调味品,清淡少盐、少油腻。

(5)其他:因软食中蔬菜及肉类均需切碎煮烂,长期采用软食会引起水溶性维生素的缺乏,故应注意补充新鲜的果汁、菜汁、番茄汁等富含充维生素 C 的食物或饮料。

(三)半流质膳食

1. 特点 半流质膳食介于软食与流质膳食之间的一种过渡饮食,是比较细软、易于消化吸收的呈半流体状态的食物。

2. 适用对象 体温增高、胃肠消化道疾患、口腔疾病或咀嚼困难、某些外科手术后暂作为过渡的饮食、身体比较衰弱缺乏食欲或暂时食用稀软食物的患者。

3. 原则和要求 半流质膳食的原则和要求如下。

(1)食物应比较稀软,植物纤维较少,易于咀嚼,易于消化。

(2)少量多餐,一日供 5~6 次小餐,减轻消化器官负担,适应患者耐受能力。

(3)营养充足平衡合理,味美可口。

(4)每日热量在 1500~1800kcal(1kcal = 4.184kJ),蛋白质 50~70g。

(四)流质膳食

1. 特点　流质膳食也称为流食,为液体状态的食物或在口中易于溶化的食物。流质膳食比半流食膳食更易于吞咽和消化,但其所供能量和营养素均不充足,故一般只限短期使用(1~2 日),若长期使用,可以选用匀浆膳食等特殊流食。

2. 适用对象　急性重症、极度衰弱、无力咀嚼食物,高烧,口腔手术、面、颈部手术及外科大手术后,消化道急性炎症,食道狭窄(如食道癌)等患者。

3. 原则和要求　流质膳食的原则和要求如下。

(1)流质膳食所提供热量、蛋白质及其他营养素均不足,只能短期或过渡期应用,如长期应用时必须增加热量、蛋白质等的入量。可采用补充营养平衡,成分较丰富,切碎制烂的口腔流食或匀浆食物(用搅碎机捣制而成),或添加多种品牌的营养制剂,补充营养的不足。每日供热量在 800~1000kcal(1kcal = 4.184kJ)。

(2)少量多餐,一日进食 6~7 次。每次 200~250ml 为宜。

(3)不含刺激性食物。

4. 流质膳食分类　流质膳食分为以下几种。

(1)普通流质食物:普通流质又称一般流质食物,如米汤、各类面糊、蛋汤、牛奶、果汁、菜汁、各种肉汤等,常用于肺炎、高热、甲状腺切除术后患者。

(2)清流质食物:清流质食物是不含渣、不产气的液体食物,比其他流质膳食更清淡,可供给机体液体及少量能量,以防身体脱水。清流质食物适用于食管大手术后及消化道、腹部手术后试餐时或急性腹泻病情缓解后、严重衰弱患者等。清流质饮食可有米汤、稀藕粉、过滤的肉汤、果汁等。为防止腹部胀气,清流质饮食不用牛奶、豆浆、过甜的食物及一切易胀气的食物。

(3)浓流质食物:浓流质食物是无渣、较稠的食物,常用吸管吮吸,常用于口腔手术后患者,消化吸收功能良好、需要管饲营养患者。浓流质食物有米面糊、奶粉冲麦乳精,较稠的藕粉、牛奶等。

(4)冷流质食物:冷流质食物常用于喉部手术后最初 1~2 日,如扁桃体切除术患者、上消化道出血患者等。冷流质食物有冷牛奶、冷豆浆、冷蛋羹、冷米汤等。注意不要用热食品、酸味食品及含刺激性香料的食品,以防对喉部及有胃部刺激而引起伤口出血。

(5)不胀气流质食物:不胀气流质饮食忌用甜流质饮食及牛奶、豆浆等产气食品,其余同流质饮食,主要适用于腹部手术后患者和腹部疾病患者等。

医院基本膳食是一种积极的治疗手段,与药物、手术、护理等同等重要,它在促进组织修复、改善代谢功能、影响病情转机方面起着独到的作用。因此,医务工作者只有了解医院膳食知识,才能更好地为患者服务。

(黄小萍　张明仙)

任务2 基本膳食的参考食谱

饮食调理是护理的关键,应该重视,其重要性不亚于手术及药物治疗。作为医务工作者在给患者进行临床治疗的同时,应制订一份饮食食谱,改善营养状况,才能取得全面的治疗效果。

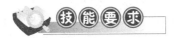

根据患者具体情况编制医院基本膳食的食谱。

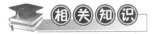

饮食食谱的制订对于改善营养状况和取得治疗效果至关重要。另外,食物的做法及烹调方法不当,会影响到食物的营养成分及患者的食欲。因此,在给患者制订参考食谱的同时介绍食物的一些制作方法对患者及其家属来讲是必要的。

一、医院基本膳食的参考食谱

(一)普通膳食

1. 食物的选择 普通膳食食物的选择基本同健康人的,包括粮谷类和薯类、各种蔬菜、鱼虾类、肉禽类、奶类、豆类及其制品。

2. 普通膳食食谱 其食谱举例如下。

早餐:稀饭(大米50g)、馒头(标准粉100g)、卤鸡蛋(鸡蛋50g)。

午餐:米饭(大米150g)、芹菜肉丝(猪肉50g、芹菜100g)、炒猪肝(猪肝50g、青椒100g、香菇10g)、番茄豆腐汤(番茄50g、豆腐50 g)、盐3g、植物油15g。

晚餐:米饭(大米150g)、清蒸鱼(鱼100g)、素炒土豆丝(土豆100g)、菠菜汤(菠菜200g)、油15g、盐3g、苹果200g。

(二)软食

1. 食物选择 软食食物的选择包括可用的食物和禁用的食物。

(1)可用的食物包括以下几方面。

主食:软米饭、面条、面片、馄饨及各种面食。

肉类:需选择肌纤维较短的肉类,如兔肉、鱼虾、鸡肉等,可将肉切成小块焖烂或做成肉丸、肉末等食用。

蛋类:炒鸡蛋、煮鸡蛋、蒸鸡蛋羹、荷包蛋等。

蔬菜:选择粗纤维较少的蔬菜,可采用瓜类(如南瓜、冬瓜)、茄子、嫩菜叶(如菜花)、嫩豌豆角及胡萝卜等,通常要切细煮软。

水果:水果应去皮,香蕉、柑橘、苹果、梨、桃等均可食用,可切碎成泥或榨成果汁。

豆类:豆腐、豆浆等。

(2)禁用的食物:①生冷及含粗纤维多的蔬菜,如豆芽、芹菜、韭菜;②硬果类,如花生米、核桃、杏仁等均不可食,制成花生酱、核桃酪可食;③整粒豆不易咀嚼和消化不可食,磨成豆浆或做成豆腐可食;④强烈调味品不可用,如辣椒粉、芥末、胡椒、咖喱等;⑤油煎炸的食物,如油条、炸牛排等。

2. 软食食谱　其食谱举例如下。

早餐:甜豆浆(豆浆250g、糖15g)、稀饭(大米50g)、蒸鸡蛋(60g)。

午餐:蒸烂饭(大米150g)、肉丸白菜(猪肉50g、小白菜100g)、番茄豆腐汤(番茄100g、豆腐50g)。

晚餐:猪肝菜花面(猪肝50g、菜花100g、标准面100g)、肉包子(标准面粉50g、猪肉25g)。

全日炒菜用油25g、盐6g。

(三)半流质膳食

1. 食物选择　半流质膳食食物的选择包括可用的食物和不可用或少用的食物。

(1)可用的食物包括以下几方面。

主食:大米粥、挂面、面条、馄饨、软面包、小米粥、蛋糕等。

肉类:嫩瘦肉、鸡肉、鱼肉等制成的肉泥、丸子及烧鱼块、碎肝片等。

蛋类:蒸蛋羹、炒鸡蛋、蛋花等。

乳类:牛乳、羊乳、炼乳等。

豆类:豆腐、豆浆、绿豆等。

水果及蔬菜:果汁、菜汁、碎菜叶等。

(2)不可用或少用的食物:①干豆类、油炸食物、大块的肉、熏鱼均不可食用;②伤寒痢疾患者禁用含粗纤维多的蔬菜、水果、粗粮等;③腹部手术后禁用胀气食物,如牛奶、豆类和过甜的食物;④刚分娩后的产妇不可用过硬而不易消化的食物或刺激性的调品等。

2. 半流质膳食食谱　其食谱举例如下。

早餐:米粥(小米50g)、蒸鸡蛋羹(鸡蛋60g)。

加餐:牛奶250g(加糖)、面包(标准面50g)、白糖15g。

午餐:番茄猪肝面(标准面粉100g、猪肝50g、番茄50g、油10g)。

加餐:枣泥糊(大米25g、红枣20g、白糖15g)。

晚餐:菜肉馄饨(标准粉100g、青菜50g、嫩瘦猪肉50g、油10g)。

(四)流质膳食

1. 食物的选择　流质膳食食物的选择包括以下几方面。

谷类:稠米汤、菜汤、粥羹。

菜类:新鲜菜汁、菜汤。

水果:柑橘、橙子、苹果、葡萄等果汁。

汤类:清炖鸡汤、肉汤、肝泥汤等。

奶类:牛奶、酸奶等。

蛋类:蛋花、蒸蛋羹。

豆类:豆浆、过滤绿豆等。

2. 普通流质膳食食谱　其食谱举例如下。

早餐:甜豆浆(豆浆220g、白糖20g)。

加餐:甜牛奶(牛奶220g、白糖20g)。

午餐:肉汤(猪肉25g、盐1g)。

加餐:甜麦乳精(麦乳精 20g、白糖 15g)。

晚餐:鸡蛋汤(鸡蛋 50g、植物油 5g、盐 5g)。

加餐:甜藕粉(藕粉 20g、白糖 25g)。

二、医院基本膳食制作的注意事项

(1)普通膳食:基本同健康人,少食用烟熏、油炸、罐头类、刺激性食品。

(2)软食:蛋类可做成炒鸡蛋、蒸鸡蛋羹、卧蛋等;煎炸的食物、生冷蔬菜及含纤维较多的蔬菜、硬果类、强烈的调味品等禁用。

(3)半流食膳食:蛋类可做成蒸鸡蛋羹、酱蛋、卧蛋、炒鸡蛋、蛋花、咸蛋、松花蛋等;豆类制成豆浆、豆腐脑、豆腐、豆腐干等食用;水果及蔬菜须制成果冻、鲜果汁、菜汁等。

(4)流质膳食:根据病情不同,调整流质内容。①腹部手术后免用胀气的食物。②口腔手术用浓流质。③咽喉部手术用冷流质。④胰腺炎患者用无油清流质。

(黄小萍　黄兴华)

课题 4-2　治 疗 膳 食

治疗膳食是在普通饮食的基础上,适当调整总能量和某些营养素,以适应病情的需要,从而达到治疗目的的一类膳食。

任务 1　治疗膳食的分类

治疗膳食的分类主要是依据营养素的增减、特别备制及控制体重等来分。

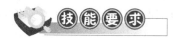

对医院常用治疗膳食进行分类。

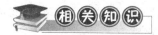

治疗膳食是指根据患者不同生理病理情况,调整膳食的成分和质地,从而起到治疗疾病和促进健康作用的膳食。在临床工作中,我们必须根据患者的实际情况来指导应用治疗膳食,所以应掌握治疗膳食的分类、适应证及原则。

一、治疗膳食的分类

(一)一般治疗膳食

1. 高能量膳食　此类膳食的能量含量均高于正常人的膳食标准。

2. 低能量膳食　此类膳食的能量低于正常人的膳食标准,限制能量的供应时必须要满足机体对其他营养素的需要。

3. 高蛋白质膳食　在原有膳食的基础上额外增加蛋白质的摄入量。

4. 低蛋白质膳食　此类膳食较正常膳食中蛋白质含量低。

5. 低脂肪膳食　此类膳食是由于病情需要而减少脂肪的摄入量。

6. 低脂低胆固醇膳食　此类膳食控制总能量,减少饱和脂肪酸、不饱和脂肪酸和胆固醇的摄入。

7. 低膳食纤维膳食　此类膳食是含极少量膳食纤维和结缔组织的易于消化的膳食。

8. 高膳食纤维膳食　此类膳食是含膳食纤维较多的膳食。

9. 低盐膳食　此类膳食是为了配合疾病的治疗需要限制膳食中食盐的摄入量的膳食。

10. 无盐膳食　此类膳食中无食盐。

(二)特殊治疗膳食

1. 管饲膳食　此类膳食由多种食物混合制成的流质状态的膳食。

2. 要素膳食　此类膳食以人体营养素的需要与能量供应为依据,人为配制的营养素全面的一种完全肠内营养剂。

3. 麦淀粉治疗膳食　此类膳食是选用蛋白质含量低的麦淀粉为主食,减少饮食中非必需氨基酸的摄入量,从而增加优质蛋白质的摄入量。

4. 低钾膳食　此类膳食钾的摄入量低于正常膳食。

5. 高钾膳食　此类膳食钾的摄入量高于正常膳食。

6. 低嘌呤膳食　此类膳食限制嘌呤的摄入量。

二、治疗膳食的适应证及原则

(一)高能量膳食

1. 适应证　高能量膳食适用于需要较高能量的患者,如体重不足,慢性消耗性疾病(如甲状腺功能亢进、肺结核、伤寒),严重烧伤患者、产妇等。

2. 饮食原则　①在基本饮食的基础上加餐两次,在三餐之间加牛奶、鸡蛋、藕粉、蛋糕等;半流食或流质饮食可加浓缩食品,如巧克力、奶油等。②全日供应总能量应大于 2600kcal (1kcal = 4.184kJ)。

(二)低能量膳食

1. 适应证　低能量膳食适用于需要减轻体重者,如单纯性肥胖者,或者为了控制病情必须减少机体代谢方面的负担,如糖尿病、高血压、高脂血症、冠心病等患者。

2. 饮食原则　①在限制总能量的基础上,适当选用含脂肪低的高蛋白食物,蛋白质供给应充足,每日不少于 1g/kg,成年人每日蛋白质总量不超过 40g。②限制脂肪的摄入,尤其是动物性脂肪和胆固醇。③糖类供给的能量约占全日所需总能量的 50% 。④为了减轻患者的饥饿感,在食物的选择上应注意多选用体积大、能量低的蔬菜、水果及薯类,如芹菜、南瓜等。⑤各种维生素、无机盐的供给要充足。

(三)高蛋白质膳食

1. 适应证　高蛋白质膳食适用于各种原因引起的营养不良、贫血和低蛋白血症;代谢亢进性疾病和慢性消耗性疾病,如甲状腺功能亢进、肺结核、肝硬化腹水、肿瘤等患者;重度感染性疾病,如严重烧伤、创伤及大手术前后等患者。

2. 饮食原则　①在基本饮食的基础上,增加富含蛋白质的食物,蛋白质供给量按体重计每日每千克体重 1.5 ~ 2g,成年人每日蛋白质总量不超过 120g。②糖类供给应足够,提供的能量占全日总能量的比例不低于 50%,以保证蛋白质充分利用。另外,无机盐和维生素的供给也应充足。③每日三餐,老年人、幼儿及食欲差、胃肠功能差的患者要少量多次,可以适当加餐。

(四)低蛋白质膳食

1. 适应证 低蛋白质膳食用于限制蛋白质摄入的患者,肾脏疾病(如急性肾炎、肾功能不全、肾病综合征、肾衰竭等)、肝脏疾病(如肝衰竭及肝性脑病)等患者。

2. 饮食原则 ①限制蛋白质摄入,以减少体内含氮代谢产物生成,减轻负担肝、肾负担。蛋白质供给量按体重计为每日 0.5g/kg,应根据病情来调整,一般每日蛋白质的供给总量 20 ~ 40g,尽量选择含优质蛋白的食物。②能量供给要充足,应主要由糖类来提供能量。③急性肾炎患者除低蛋白饮食外,还应限制钠盐的摄入。

(五)低脂肪膳食

1. 适应证 低脂肪膳食适用于急慢性肝炎、肝硬化、脂肪肝,胆囊炎,胰腺炎,高血压、高脂血症、动脉硬化、冠心病、肥胖症及腹泻患者。

2. 饮食原则 低脂肪膳食的饮食原则是限制脂肪的摄入。一般限制时应控制在每日 40 ~ 50g 以下;较严重限制时每日控制在 20 ~ 30g;有些情况下需无脂肪饮食,如患急性胰腺炎使用低脂肪膳食时应注意禁用油炸食物、肥肉、荤油及含脂肪较多的点心,用植物油代替动物油。

(六)低脂低胆固醇膳食

1. 适应证 低脂低胆固醇膳食适用于高胆固醇、高血脂、冠心病、高血压及胆囊炎、胆石症等患者。

2. 饮食原则 ①控制每日摄入的总能量,维持理想体重,避免肥胖。②限制脂肪的摄入量,每日由脂肪提供的热能应占全总能量的 20% ~ 25%。减少饱和脂肪酸的摄入。③在低脂膳食的基础上,禁用或少用含胆固醇高的食物,如动物内脏、脑、蛋黄、肥肉和动物油等。④保证无机盐、维生素的足量摄入。另可以适当选用一些粗、杂粮,以增加膳食纤维的供给量,有利于降低胆固醇。

(七)低膳食纤维膳食

1. 适应证 低膳食纤维膳食(少渣膳食)适用于急慢性肠炎、伤寒、痢疾、腹泻、食管炎、食管静脉曲张、消化道出血、肠道肿瘤及胃肠手术后等患者。

2. 饮食原则 ①选择膳食纤维含量少的食物,如粗粮、坚果、蔬菜、水果等。②主食宜用白面、大米等细粮。③减少脂肪的摄入量,不用刺激性强的调味品。

(八)高膳食纤维膳食

1. 适应证 高膳食纤维膳食(多渣食物)适用于习惯性便秘、肥胖症、高脂血症、糖尿病等患者。

2. 饮食原则 ①选择膳食纤维含量多的食物,如韭菜、芹菜、豆类及粗粮等。②每日所供给的膳食纤维 20 ~ 25g。③多饮水,每日 6 ~ 8 杯,并可以多采用产气的食物,如蜂蜜、果酱、豆类等,促进肠道蠕动。

(九)低盐膳食

1. 适应证 低盐膳食适用于高血压、心力衰竭、急性和慢性肾炎、肝硬化腹水、妊娠高血压综合征等各种原因引起的水钠潴留等患者。

2. 饮食原则　限制食盐的摄入,成年人摄入食盐每日可用不超过 2g(含钠 0.8g),但不包括食物内自然存在的氯化钠。禁止一切腌制食物,如咸菜、咸肉、香肠、火腿、皮蛋。

(十)无盐膳食

1. 适应证　无盐膳食适用于急、慢性肾衰竭,尿毒症,严重的心力衰竭,肝衰减及不明原因的严重水肿的患者等。

2. 饮食原则　全日供应钠 1000mg,忌用一切咸食。

(十一)管饲膳食

1. 适应证　管饲膳食适用于各种原因的昏迷、急性咽喉梗阻或喉外伤、食道狭窄、食道或胃肠道手术后不能进食的患者以及拒食的精神病患者等。

2. 饮食原则　管饲膳食的种类为流食,营养充分,可通过胃管喂养、胃造口喂养、空肠喂养等分次灌注或缓慢滴注。

(十二)要素膳食

1. 适应证　要素膳食适用于低蛋白血症、严重烧伤、胃肠造瘘、大手术后胃肠功能紊乱、营养不良、消化和吸收不良、急性胰腺炎、短长综合征、晚期癌症患者。

2. 饮食原则　要素膳食可口服、鼻饲或造瘘置管滴注,温度保持在 38～40℃,滴速 40～60 滴/分,最快不宜超过 150ml/h。

(十三)麦淀粉治疗膳食

1. 适应证　麦淀粉治疗膳食适用于严重肾功能不全的患者。

2. 饮食原则　麦淀粉治疗膳食应减少米、面等主食的供给,给予同等分量的麦淀粉作为主食。根据病情限制蛋白质的摄入量,并以优质蛋白为主。

(十四)低钾膳食

1. 适应证　低钾膳食适用于高钾血症患者,如急性肾衰竭早期、慢性肾衰竭的末期、肝肾综合征患者。

2. 饮食原则　全日钾的供应量低于 1560mg 以下,选用含钾低的食物。

(十五)高钾膳食

1. 适应证　高钾膳食适用于低钾血症患者。

2. 饮食原则　高钾膳食应选用含钾丰富的食物。

(十六)低嘌呤膳食

1. 适应证　低嘌呤膳食适用于急、慢性痛风症患者。

2. 饮食原则　低嘌呤膳食应限制膳食中嘌呤的摄入,控制在 1500mg/d,禁止选用用含嘌呤高的食物,如动物的内脏、肉汤、沙丁鱼。

随着现代医学、营养学的迅速发展,营养在医疗中的作用越来越受到人们的重视,营养与医疗、护理、药物一样,成为临床综合治病的重要组成部分。医院治疗膳食是营养治疗的重要环节,采用治疗膳食的患者,其病种都与营养有密切的关系,可通过营养治疗的手段来改善或治疗疾病。

(黄小萍　韦柳英)

任务 2 治疗膳食的指导

在医院患者通常只注意药物治疗,而忽视饮食治疗,其实饮食不合理,常常导致一些疾病治疗效果不佳,而膳食营养在这些病的发病及进展中起到了很重要的作用,如何通过调整膳食结构来预防和治疗这些疾病呢?这就需要医务工作者在实际工作中以具体的操作方法来指导患者合理运用治病膳食。

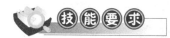

(1)学会选择治疗膳食的食材。
(2)编制比较特殊的治疗膳食食谱。

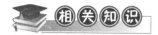

医院治疗膳食是营养治疗的重要环节,指导不同的患者合理采用治疗膳食,通过营养治疗的手段来改善或治疗疾病。

一、常用治疗膳食的指导

(一)高能量膳食食物选择

1. 宜用的食物 各类主副食物均可食用,加餐以面包、馒头、蛋糕、巧克力等含能量高的食物为宜。

2. 忌用的食物 无食物禁忌,需注意用高能量食物代替部分低能量食物,低能量食物体积较大,应用过多增加食物体积,患者常难以接受。

(二)低能量膳食食物选择

1. 宜用的食物 食物限量选用,多选用粗粮、豆制品、蔬菜和低糖的水果等,尤其是叶菜类。烹调方法宜用蒸、煮、拌、炖。

2. 忌用的食物 肥腻食物和甜食,花生油、花生、糖果、甜点心、白糖、红糖、蜂蜜等高能量食物。忌用油煎、油炸等烹调方法。

(三)高蛋白质膳食食物选择

高蛋白质膳食宜用的食物可多选用含优质蛋白高的食物,如瘦肉、动物内脏、蛋类、乳类、鱼类、豆类及其制品。

(四)低蛋白质膳食食物选择

1. 宜用的食物 此类食物包括蔬菜类、水果类、食糖、植物油及麦淀粉、藕粉、马铃薯、芋头等低蛋白质的淀粉类食物。

2. 忌用的食物 忌用含蛋白质丰富的食物,如豆类、干果类、蛋、乳、肉类等。

(五)低脂肪膳食食物选择

1. 宜用的食物 此类食物不用油煎炸的瘦肉类、禽类、鱼类、脱脂乳制品、蛋类、豆类、薯类、各种蔬菜和水果。

2. 忌用的食物　忌用含脂肪高的食物。

(六)低脂低胆固醇膳食食物选择

1. 宜用的食物　此类食物包括各种谷类、低脂奶、去脂禽肉、瘦肉、鱼虾、水果、豆制品、各种绿叶蔬菜。

2. 忌用的食物　忌食油条、油饼、全脂奶、猪肉、牛肉、羊肉。禁用蟹黄、脑、肝、肾等动物内脏,鱿鱼等含胆固醇高的食物。

(七)低膳食纤维膳食食物选择

1. 宜用的食物　此类食物包括精细米面制作的食物。

2. 忌用的食物　忌用各种粗粮,整粒豆、硬果富含食物纤维的蔬菜、水果油炸、油腻食品,辣椒、胡椒、咖喱等浓烈激性的调味品。

(八)高膳食纤维膳食食物选择

1. 宜用的食物　此类食物包括粗粮、玉米、全麦面包、各种豆类、芹菜、豆芽、香菇、海带、琼脂、魔芋、果胶等。

2. 忌用的食物　忌用辛辣食品、过于精细食品。

(九)低盐膳食食物选择

低盐膳食一日食谱举例如下。

早餐:豆浆加糖、煮鸡蛋、豆沙包。

午餐:软炸瘦肉、炒芹菜(加盐1g)、米饭。

晚餐:麻酱拌菠菜、豆芽加醋、包子(猪肉白菜馅)(加盐1g)、红枣小米粥。

(十)无盐膳食食物选择

无盐饮食一日食谱举例如下。

早餐:豆浆加糖、煮鸡蛋、豆沙包。

午餐:糖醋焦熘肉片、炒芹菜、米饭。

晚餐:麻酱拌菠菜、豆芽加醋、水饺(猪肉白菜馅)。

(十一)管饲膳食食物选择

管饲膳食宜用的食物有混合奶、匀浆膳。

(十二)要素膳食食物选择

要素膳食物选择要素为干粉 + 脂肪乳剂 + 水。

(十三)麦淀粉治疗膳食食物选择

1. 宜用的食物　此类食物以麦淀粉为主食,代替大米面粉。

2. 忌用的食物　禁用豆类、硬果等含植物蛋白丰富的食物;适当提高蛋白质生物价高的动物性食物量。

(十四)低钾膳食食物选择

1. 宜用的食物　此类食物包括蛋类、藕粉、米粉、南瓜、冬瓜、甘蔗和植物油等。

2. 忌用的食物　禁用含钾丰富的食物,如瘦猪肉、鸡肉、海带、菠菜、紫菜等。

(十五)高钾膳食食物选择

高钾膳食宜用的食物有瘦猪肉、鸡肉、豆类、油菜、海带、菠菜等含钾丰富的食物。

高钾、低钾食谱举例见表4-1。

表4-1 高钾、低钾食谱举例

餐次	高钾膳食	低钾膳食
早餐	牛奶	牛奶
	煮鸡蛋	煮鸡蛋
	豆沙包	糖包
午餐	酱爆肉丁莴苣丁	蒸蛋羹肉末汁
	炒油菜	炒油菜
	浓肉汤、萝卜汤	稻米饭
	米饭	
晚餐	红烧牛肉土豆	酱猪心
	炒菠菜	炒白菜粉丝
	标准粉花卷	富强粉花卷
	玉米面粥	稻米粥
加餐	香蕉、橘子	

（黄小萍　陆秋江）

课题4-3 常见疾病的营养治疗

疾病的营养治疗是临床营养的一个分支,是研究各种营养性疾病的代谢特点、营养需要、营养治疗原则和措施的一门学科。疾病的营养治疗具有很强的科学性、社会性和应用性,为医学提供专业和实用的营养治疗指导,在培养多学科专业人才上非常重要。

任务1 骨质疏松症的营养治疗

骨质疏松症是一种以骨量减少,骨组织微结构破坏,骨骼脆性增加和易发生骨折的全身性疾病,也是一种严重危害中老年健康的常见病。通常女性的发病率高于男性,骨质疏松症的发病原因与营养因素关系密切,因此饮食营养是防治此病的重要措施。

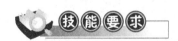技能要求

(1)能针对骨质疏松症易发人群来指导营养的摄入。

(2)引导人群通过饮食预防骨质疏松症。

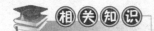**相关知识**

骨质疏松症是老年人和绝经后妇女最为常见的骨代谢性疾病。在生命活动过程中,体内外物质交换和物质在体内的系列转变是不间断进行的。进入人体的物质主要是维持人体必需的营养素,所有物质进入人体内后,都要经过消化、吸收、分布、代谢、排泄过程。在此过程中,任何一个环节发生问题,都会影响物质代谢,引起代谢异常或失调,甚至发生疾病。骨质疏松症的病因尚未完全明了,但与膳食因素关系密切,所以应学会指导易发人群的营养和了解骨质疏松症与膳食的关系。正常骨与骨质疏松的骨质结构对比见图4-1。

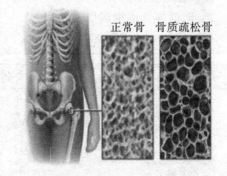

图4-1　正常骨与骨质疏松的骨质结构对比

一、膳食因素与骨质疏松症的关系

1. 钙　钙是骨质中非常重要的一种元素。人体的钙99%存在于骨骼中。人体自身功能不能制造钙,而且我们每日都会在尿液、粪便、汗液中损失一些钙。这些损失必须通过食物中摄入的钙来弥补。如果食物中补充的钙不够,人体就从骨骼中动员钙出来补足。因而降低骨骼中钙质储备,形成骨钙的流失。

2. 磷　磷与钙同为骨质的重要组成成分,体内钙、磷代谢十分复杂,两者相互制约,并保持一定的数量关系。高磷低钙膳食可降低钙的吸收,妨碍儿童、青少年骨质的正常生长与发育,对于老年人则加速与年龄相关的骨质丢失。

3. 维生素D　充足而有活性的维生素D,可保证骨质代谢的顺利进行。

4. 蛋白质　膳食中长期缺乏蛋白质,可使骨质蛋白合成不足,影响新骨的形成。膳食蛋白质还与钙代谢有关。

5. 草酸、植酸　谷物中的植酸、某些蔬菜中的草酸在肠内可与钙结合成不溶解的钙盐,阻碍钙的吸收影响骨质形成。

6. 脂肪　膳食中脂肪含量过高,特别是饱和脂肪酸过多,与钙结合成还原性钙皂,抑制钙的吸收,也可影响骨质形成。

7. 膳食纤维　膳食纤维中的葡萄糖醛酸也能与钙结合,若摄入过多,则钙吸收减少,增加了骨质疏松及骨折的危险性。

二、骨质疏松症的营养治疗和预防

骨质疏松症营养治疗的目的是通过补充钙、磷、维生素D等营养成分,有效减缓骨质疏松的发展,是骨质疏松症综合治疗的重要组成部分。

1. 注意钙的摄入与补充　增加钙的摄入,可以减少骨质的丢失,降低骨折的发生率。成年人每日应摄入钙800mg,中老年人为1000mg。如食物中钙摄入不足或吸收不良者可在医师指导下服用一些钙剂。实践证明:中年人每日喝一杯牛奶并适当补充钙剂,使钙的摄入量达到1000mg,可明显推迟骨质疏松的发生,延缓骨质疏松的发展。

2. 注意维生素 C、维生素 D 的补充　维生素 C 与骨代谢有关,多吃蔬菜、水果可补充维生素 C。维生素 D 缺乏可造成骨密度降低、骨质疏松,增加骨折的发生率,每日可补充维生素 D 10μg。

3. 蛋白质的摄入要适量　适量的蛋白质可增加钙的吸收,有利于骨骼的再生,延缓骨质疏松的发生,但过量的蛋白质可引起尿钙排出增加。

4. 多食用富含植物雌激素的食物　雌激素可预防骨质疏松症,但口服雌激素也带来一定不良反应。

5. 防止摄入过多的磷　膳食中磷的供给量 700mg/d。

6. 坚持体育锻炼,增加户外运动　运动对防止骨质疏松症有重要的作用。

7. 定期检查骨密度　对于 50 岁以上妇女和 60 岁以上男性应定期检查骨密度,以便早发现、及时治疗、控制病情发展。

(黄小萍　马文斌)

任务2　胃、肠道疾病的营养治疗

胃、肠道是消化系统的重要组成部分,它的基本生理功能是摄取、转运、消化食物、吸收营养和排泄废物。其中任何一个器官发生异常都会对机体营养状态产生影响,它的治疗和膳食关系密切。

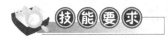

学会编制常见胃、肠道疾病的食谱。

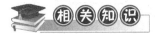

饮食在消化系统疾病的防治中有重要意义,它遵循一般营养学原则,但具有某些特点,通过营养治疗能达到减轻胃、肠负担、帮助黏膜修复和纠正营养不良的目的。

一、胃炎的营养治疗

1. 急性胃炎的营养治疗　急性胃炎的膳食原则应随病程的变化而调整。

(1)急性发作期:去除致病因素对胃黏膜的刺激,卧床休息,于 12～24 小时内禁食。脱水严重者静脉补充水、电解质、能量。

(2)缓解期:经暂时禁食后,给予流质饮食,如米汤、藕粉,逐步增加牛奶、蛋汤、豆浆等。

(3)恢复期:病情好转后,用少渣半流质膳食,如大米粥、蒸蛋羹等。

(4)餐次:采用少量多餐制,为减轻胃的负担,每日进食 5～7 次,每次适量。

(5)禁用的食物:粗粮、杂粮、粗纤维、蔗糖、刺激性调味品、浓茶、浓咖啡等。禁止饮酒和吸烟。

2. 慢性胃炎的营养治疗　慢性胃炎的膳食原则如下。

(1)去除病因:避免服用对胃黏膜有刺激的药物,戒烟酒,彻底治疗急性胃炎。

(2)增加营养:少量多餐,可挑选一些富含生物学价值高的蛋白质和维生素的食物。

(3)改变胃液酸度:浅表性胃炎胃酸分泌过多时,可多用牛奶、豆浆、馒头片以中和胃酸;

萎缩性胃炎胃酸减少时,多用浓肉汤、带酸味的水果或纯果汁,以刺激胃酸分泌。

二、消化性溃疡的营养治疗

(1)适当增加蛋白质和脂肪的摄入:蛋白质对胃酸起缓冲作用,可中和胃酸,但蛋白质在胃内的消化产物又可促进胃酸分泌,应供应适量的蛋白质以维持机体需要。因为脂肪可以抑制胃酸分泌,适量脂肪对胃肠黏膜没有刺激。

(2)少量多餐,避免过饱:可中和胃酸,避免胃过分扩张。

(3)避免机械性和化学性刺激:去除一切对胃肠道黏膜有化学性刺激的食物,如香料、胡椒、辣椒、咖啡、可可等。禁忌易产酸的食物,如地瓜、土豆、过甜点心及糖醋食品等;禁忌易产气的食物,如生葱、生蒜、生萝卜、蒜苗、洋葱等;禁忌生冷食物,如大量的冷饮、凉拌菜等;禁忌坚硬的食物,如腊肉、火腿、香肠、蚌肉、干果类等。去除粗糙的食物,不宜食用含粗纤维多的食物,如粗粮、芹菜、韭菜、雪菜、竹笋等。

(4)提倡科学合理的膳食调配方法:烹制溃疡病患者膳食,应以蒸、煮、烩、炖等为主。制作时尽量切细、煮烂,食物调味宜清淡,所配膳食状态应根据病症的轻重,从流质、半流质、软食,逐步过渡到一般的膳食。

(黄小萍 马文斌)

任务3 心血管疾病的营养治疗

心血管疾病是心脏和血管疾病的合称。最常见的心血管疾病有动脉粥样硬化、高血脂、高血压、冠心病、心功能不全、脑中风等。

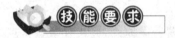

(1)学会干预高血脂、高血压、冠心病、心功能不全、脑中风等心血管疾病的饮食。
(2)引导人群通过饮食预防心脑血管疾病。

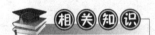

心血管疾病在发达国家是引起死亡的"第一号杀手"。在我国随着经济的发展和人民生活水平的提高,心血管疾病也已成为最主要的死亡原因。在心血管疾病中,高脂血症、高血压、冠心病与饮食关系密切,所以饮食是防治心血管疾病的重要措施。作为医务工作者要知道如何通过指导患者的营养饮食来达到治疗的作用。

一、高脂血症的营养治疗

(1)注意能量平衡:每日碳水化合物占总热量的比例一般在60%～70%,具体根据患者的年龄、性别、工作性质而定,一般每日控制能量8399～12000kJ。部分并发肥胖的高脂血症患者,尤其是高甘油三酯合并肥胖者,可通过限制能量,同时增加运动,以使能量消耗,血脂下降,达到理想体重。

(2)限制富含高胆固醇膳食:每日膳食胆固醇供给量少于300g。富含胆固醇食物有蛋黄、奶油、动物脑、动物内脏,特别是肝及脂肪丰富的鱼肉类。

(3)限制高脂肪膳食:每日摄入量应控制在总能量30%以内,每日20～30g。膳食要坚持以不饱和脂肪酸为主,不饱和脂肪酸和其他脂肪酸的比例应大于1.5。

二、高血压病的营养治疗

1.营养原则　高血压病患者的营养原则遵循以下几点。

(1)限制食盐,适当增加补钾:每日钠盐提倡摄入量少于6g,同时增加钾的摄入量。

(2)能量的限制:对肥胖或超重的高血压患者,限制能量的摄入是控制高血压病的重要措施。对于轻度肥胖者需限制脂肪、糖类,使总能量摄入低于消耗量。中度以上肥胖者限制每日能量摄入量是每日5024kJ。

(3)补钙、补镁:钙与血管的收缩和舒张有关,钙有利尿作用,有降压效果。对慢性肾功能不全所致外周阻力增加,增加镁的摄入,能使外周血管扩张,血压下降。

(4)限酒:酒精摄入量多的人群,高血压发病增多。高血压患者多量饮酒,还会增加脑卒中、心力衰竭的危险。

(5)严格控制脂肪、胆固醇的摄入:膳食中的饱和脂肪酸和胆固醇是诱发动脉粥样硬化的主要因素,也是高血压病发病的重要因素。饱和脂肪酸和胆固醇含量丰富的食物有肥肉、猪脑、动物内脏、蛋黄等,膳食中控制它们的摄入有助于控制高血压。

(6)增加维生素、膳食纤维的摄入:维生素C可促进胆固醇代谢,预防动脉粥样硬化、降低高血压发病,膳食纤维可减少肠道对脂肪、胆固醇的吸收,降低高血压发病的危险性。

2.食物选择　高血压病患者的食物选择如下。

(1)适宜选择的食物:芹菜、番茄、胡萝卜、香蕉、木耳、山楂、黄瓜、苦瓜、大蒜、洋葱、豆类、玉类、马铃薯、竹笋、花生、核桃、菠菜、脱脂奶粉、海鱼等。常见降压食物举例见图4-2。

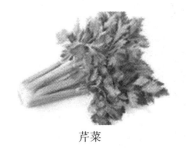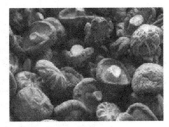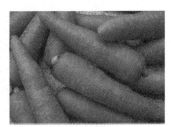

芹菜　　　　　　　　　　花菇　　　　　　　　　　胡萝卜

图4-2　常见降压食物举例

(2)少食或忌食的食物:咸菜、榨菜、咸鱼、咸肉、加碱或发酵制备的糕点和面食、动物内脏、肥肉、蛋黄、蟹黄、酒、浓咖啡等。

三、冠心病的营养治疗

1.营养原则　冠心病患者的营养原则遵循以下几点。

(1)控制总能量:能量的摄入应根据患者的标准体重、工作性质需要,不能过高,以保持标准体重为度。在发生急性心肌梗死时,每日能量在4184kJ以内。

(2)严格限制脂肪和胆固醇的摄入:脂肪控制总量在30%以内。每日胆固醇控制在

300mg 以内。不饱和脂肪酸和饱和脂肪酸之比保持在 1~1.5 为宜。

（3）适量碳水化合物和蛋白质：碳水化合物占总能量 60%~70%。蛋白质供给注意动物性蛋白和植物性蛋白的合理搭配，动物性蛋白占 50%。大豆制品可降低血胆固醇的水平。

（4）控制钠的摄入：一般应控制每日钠盐摄入 5g 以下。中度以上心功能不全每日钠盐控制在 3g 以下。

（5）增加维生素、膳食纤维素摄入：增加富含维生素 E、维生素 C、B 族维生素、膳食纤维的食物。

（6）其他原则：戒烟限酒，适当运动，保持心理平衡。

2．食物选择　冠心病患者的食物选择如下。

（1）适宜选择的食物包括以下几类。

1）含植物蛋白丰富的食物：豆腐、腐竹、豆浆等豆制品（图 4-3）。

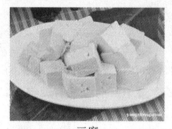 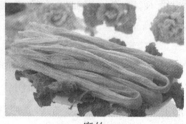 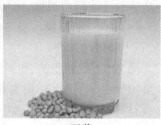

豆腐　　　　　　　　　　腐竹　　　　　　　　　　豆浆

图 4-3　含植物蛋白丰富的食物

2）含蛋白质丰富而含脂肪较少的食物：海带、紫菜、海蜇等（图 4-4）。

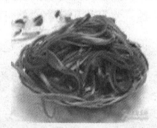 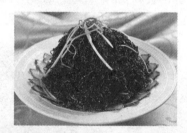

海带　　　　　　　　　　　　紫菜

图 4-4　含蛋白质丰富而脂肪较少的食物

3）含糖类、膳食纤维丰富的食物：红薯、马铃薯等（图 4-5）。

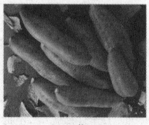 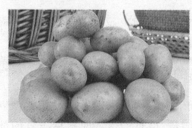

红薯　　　　　　　　　　　马铃薯

图 4-5　含糖类、膳食纤维丰富的食物

4)含维生素 E 丰富的食物:豆油、菜籽油、花生油、香油等(图 4-6)。

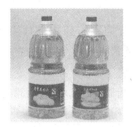

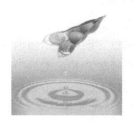

花生油 　　　　　　　　　豆油

图 4-6　含维生素 E 丰富的食物

5)富含维生素 C、膳食纤维的食物:橘子、山楂等(图 4-7)。

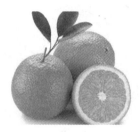
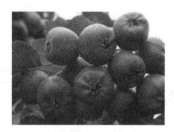

橘子 　　　　　　　　　山楂

图 4-7　富含维生素 C、膳食纤维的食物

现代流行病学研究中有一种提法:将高血压病、高脂血症、冠心病等统称为"富裕病",也就是说,这些病的发生,除了少部分与遗传因素、生物因素有关外,主要与生活水平提高、生活习惯改变、摄入与消耗平衡失调、缺乏运动锻炼等因素密切相关,也就是生活条件改善造成的负面效应。能量、脂肪和胆固醇、钠摄入过多,引起血清甘油三酯、血清胆固醇、极低密度脂蛋白、低密度脂蛋白含量增高,动脉内膜脂质沉着,内膜结缔组织增生,形成粥样斑块,导致动脉管腔的狭窄,以致闭塞。血压升高可使血管扩张能力降低,可发生血管营养不良。不合理的饮食搭配会在一定程度上加重高血压、冠心病患者的病情,要有效地解除高脂血症、高血压病、冠心病造成的健康危害,患者就要在平时坚持科学的饮食搭配原则。这样才能促进自己的康复进程,让自己尽快摆脱高脂血症、高血压、冠心病的纠缠。

(潘　毅　黄小萍)

任务 4　糖尿病的营养治疗

糖尿病是一种由于体内胰岛素分泌不足或功能失效所引起的内分泌代谢紊乱性疾病。

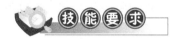

(1)学会计算糖尿病患者的能量和营养素的需要。

(2)学会分配糖尿病患者餐次的能量。

(3)编制糖尿病患者的食谱。

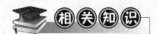相关知识

糖尿病是终生疾病,无法根治。一般说来,饮食控制与药物治疗需要终生进行。部分患者经过合理的营养食疗可以逐渐减少药物剂量,甚至最终摆脱对药物的依赖。糖尿病治疗有营养治疗、运动治疗、口服降糖药和注射胰岛素等方法,其中营养治疗是最基本的措施,是基础治疗,不论病情轻重或有无并发症,也不论是否应用药物治疗,都应该严格和长期实行。营养治疗的目的是,调整和合理搭配糖尿病患者的饮食结构,以维持理想体重,控制血糖、尿糖和血脂升高及控制和延缓各种并发症。要实现这一目的,应在上述膳食原则的指导下,根据患者的情况,为其设计科学、合理的食谱,并加以严格执行。

一、计算能量及主要营养素的需要量

(一)能量的计算

成年糖尿病每日热量供给量(千卡/千克标准体重)见表4-2。

表4-2　成年糖尿病每日热量供给量(千卡/千克标准体重)

体型	劳动强度			
	卧床	轻体力	中体力	重体力
消瘦	20～25	35	40	40～45
正常	15～20	30	35	40
肥胖	15	20～25	30	35

根据年龄、性别、职业、标准体重[(身长-100)×0.9]估计每日所需总热量。

举例:一名没有并发症的糖尿病患者,身高170cm,体重80kg,年龄65岁,平常从事办公室工作(轻体力),计算他的每日能量需要量。

(1)体型判断:实际体重/标准体重=80/(170-105),>120%,为肥胖。

(2)已知劳动强度为轻度。

(3)年龄大于50岁,则总能量减少10%左右。

(4)总能量为20千卡/千克体重×(170-105),即1300千卡/日。

(二)糖尿病患者一日需要脂肪、蛋白质、碳水化合物的计算

饮食中碳水化合物、脂肪、蛋白质三大营养素的比例,要合理安排和调整,既要达到治疗疾病的目的,又要满足人体的生理需要。目前,美国糖尿病协会(ADA)主张:在糖尿病患者饮食中,碳水化合物应占总热量的55%～60%;蛋白质摄入量不应超过每日总热量的15%,以每日每千克体重0.8～1.2g为宜,发育期的青少年及孕妇、乳母或特殊职业者及其他并发症的患者可酌加至1.5g左右;每日脂肪摄入总量不能超过总热量的30%,以每日每千克体重0.6～1g为好,如肥胖患者,尤其有血脂过高或有动脉硬化者,脂肪摄入量应视具体情况进行调整。

例如,根据以上糖尿病患者需要的总能量,然后根据热量分配原则,则碳水化合物:1300×55%÷4=179g;蛋白质:1300×18%÷4=59g;脂肪:1300×27%÷9=39g。

二、确定餐次

每日至少进食三餐,早、中、晚三餐能量分配比例通常为30%、40%、30%。用胰岛素治疗

或易发生低血糖的患者,应在三餐之间加餐,加餐量应从定量中扣减,不可另外加量。

三、编制食谱

编制食谱主要有三种方法。

1. 细算法　一般有四个步骤:①确定每日总能量;②确定三大营养素的比例和重量;③确定用餐次数和每餐食物比例;④根据食物成分表和等值食物交换表制订一日食谱。

2. 统一菜肴法　由于膳食包括主食和菜肴两部分,将每位患者的菜肴部分同时等分配制,然后用所需的总量减去菜肴中的能量数,所得出的能量差额由主食补充。确定菜肴后,再根据患者的病情配给相应的主食即可。

3. 食品交换法　该方法简便易学,实用性强,目前被国内外普遍采用。

四、饮食原则

1. 限制总能量　合理控制是首要,能量供给根据患者的标准体重、生理条件、劳动强度、工作性质而定。标准体重(kg) = 身高(cm) - 105。患者实际测量体重超过理想体重的20%为肥胖,低于20%为消瘦。

2. 合理控制碳水合物摄入　合理控制碳水化合物的摄入是糖尿病治疗的关键,供应一定比例的碳水化合物,可改善糖耐量。碳水化合物占总热能的60%。同时还要考虑每一种含糖类食品的血糖生成指数(GI)。GI是衡量某种事物摄入后引起血糖反应的一项有生理意义的指标,是含有50g有价值的糖类的食物与等量的葡萄糖相比,在餐后2小时体内血糖应答水平的百分比。高GI食物进入胃肠后消化快,吸收完全,葡萄糖迅速进入血液;低GI食物在胃肠停留时间长,释放缓慢,葡萄糖进入血液后峰值低,下降速度慢。常见食物GI值见表4-3。

表4-3　常见食物的血糖生成指数(GI)

食物名称	GI	食物名称	GI	食物名称	GI
白馒头	88	玉米粉	68	可乐	40
白面包	88	土豆(煮)	66	扁豆	38
大米饭	83	大麦粉	66	梨	36
面条	82	菠萝	66	苹果	36
烙饼	80	荞麦面条	59	苕粉	35
玉米片	79	荞麦	54	藕粉	33
红薯	77	甘薯(生)	54	鲜桃	28
南瓜	75	香蕉	52	牛奶	28
油条	75	猕猴桃	52	绿豆	27
西瓜	72	山药	51	四季豆	27
苏打饼干	72	酸奶	48	柚子	25
小米(煮)	71	柑橘	43	大豆(煮)	18
胡萝卜	71	葡萄	43	花生	14

3. 适量摄入蛋白质　糖尿病患者因体内糖异生增加,导致蛋白质分解代谢增加,故其供应量应适当增加。蛋白质占总热能的 15% ~20%。

4. 限制脂肪、胆固醇摄入　脂肪占总热能的 25% ~30%,胆固醇限制在 300mg 以下,血胆固醇过高者,每日胆固醇量应限制在 200mg 以下。

5. 增加膳食纤维的摄入　每日纤维素摄入量约 35g。

6. 减少酒的摄入　对糖尿病患者来说饮酒不利于糖尿病的控制,空腹饮酒还会引起低血糖,因此,血糖控制不佳的患者不应饮酒。

7. 注意无机盐、维生素的供给　糖尿病患者钙、维生素 B、维生素 C、维生素 D 需要量多。充足的钙、维生素 B、维生素 C、维生素 D 可防治骨质疏松、心血管和神经系统等并发病。镁量低容易患眼病;钙量低容易骨质疏松;锌与胰岛素活性相关,同时帮助人体利用维生素 A;铬能促进胰岛素合成和分泌三价铬,构成葡萄糖耐量因子;锰可改善机体对葡萄糖耐受性。

注意限钠,以防止或减轻高血压、高脂血症、动脉硬化和肾功不全。

(张明仙　黄兴华)

任务 5　痛风的营养治疗

痛风是长期嘌呤代谢紊乱、血液中尿酸增加所引起的一组疾病。

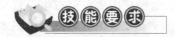

能指导痛风患者通过改善饮食,控制尿酸及痛风并发症。

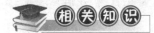

痛风又称"高尿酸血症",体内尿酸产生过多或肾脏排泄尿酸减少,引起血中尿酸升高的病症,为嘌呤代谢紊乱所致的慢性代谢紊乱性疾病。当血尿酸浓度过高时,尿酸即以钠盐的形式沉积在关节、软组织、软骨和肾脏中,引起组织的异物炎性反应。足痛风见图 4-8。

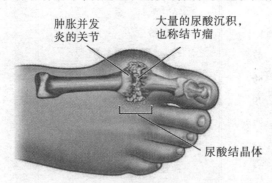

肿胀并发
炎的关节

大量的尿酸沉积,
也称结节瘤

尿酸结晶体

图 4-8　足痛风

一、与痛风关系密切的膳食营养因素

(1)肥胖。

(2)高脂肪膳食,可减少尿酸排泄,升高血尿酸。

（3）高嘌呤饮食,增加外源性嘌呤,升高血尿酸。

（4）饮酒,抑制肾脏排泄尿酸。

（5）饮水不足。

（6）药物,如利尿剂、小剂量水杨酸、滥用泻药等。

二、痛风的营养治疗

痛风的营养治疗原则包括以下几点。

1. 限制嘌呤　患者应长期控制含嘌呤高的食物摄入。急性期应选用低嘌呤饮食,每日摄入的嘌呤量应限制在1500mg之内,禁用动物内脏、沙丁鱼、小虾、扁豆、浓肉汤等高嘌呤食物。

2. 控制总能量,保持适宜体重　肥胖是高血压、高脂血症、高尿酸血症及痛风的同发病因素之一。痛风患者多伴有肥胖、高血压和糖尿病等,故应控制总能量、降低体重,最好能低于理想体重10% ~15%。能量供给根据病情而定,一般为1500 ~1800kcal/d。应循序渐进,切忌减重过快促进脂肪分解,易诱发痛风症急性发作。

3. 适量蛋白质和脂肪　体重正常者蛋白质可按0.8 ~1.0g/kg供给,全日40 ~65g。应以植物蛋白质为主,尽量不用肉类、禽类、鱼类等。

4. 足量维生素和矿物质　供给充足的B族维生素和维生素C。多供给蔬菜、水果等碱性食物。痛风症患者易患高血压和高脂血症等,应限制盐,每日为2 ~5g。

5. 多喝水　多选用含水分多的水果和食品。

6. 多吃碱性食物　使尿酸pH水高,有利于尿酸盐的溶解。

（潘　毅　岑业瑞）

任务6　恶性肿瘤的营养治疗

恶性肿瘤一般统称为癌症。癌症不是一种单一的疾病,而是一类多种不同部位的肿瘤的总称,有100余种。恶性肿瘤是一组严重威胁人类健康的疾病。

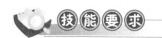

（1）学会干预恶性肿瘤的饮食。

（2）引导人群通过合理的膳食预防癌症的发生。

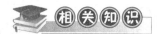

恶性肿瘤（癌症）是严重危害人类生命和健康的疾病。早在20世纪90年代,世界卫生组织提出三个1/3的观念:1/3的癌症是可以预防的;1/3的癌症如早期发现是可以治愈的;1/3的癌症通过治疗可以减轻痛苦,延长寿命。营养与肿瘤关系密切,合理的膳食可以有效预防癌症的发生。

一、与恶性肿瘤有关的营养因素

1. 能量　能量过剩可导致起重或肥胖。肥胖与结肠癌、直肠癌和乳腺癌的发病密切相关;与肝癌、胆囊癌及子宫内膜癌的发病亦有一定关系。

2. 蛋白质　长期摄取高蛋白质膳食易诱发恶性淋巴瘤,而肝癌和食管癌的发病率较低;长期摄取低蛋白质膳食可使肝癌和食管癌的发病率升高,而降低乳腺癌的发病率。儿童时期就开始很少食用动物性蛋白质和脂肪,则会引起消化系统功能减退,消化酶分泌少,增加胃癌的发病率。

3. 脂肪　高脂肪膳食可引起乳腺癌、肠癌、前列腺癌的发病率增高。含大量红肉的膳食很可能增加结肠癌、直肠癌的危险性,也可能增加胰腺癌、乳腺癌、前列腺癌和肾的危险性。

4. 膳食纤维　增加膳食纤维的摄入,如蔬菜、水果及全成分谷物可降低结肠癌和乳腺癌的风险。

5. 维生素　维生素 A 缺乏易促使化学致癌物诱发肿瘤。胡萝卜素可降低肺癌、胃癌、肠癌、乳腺癌的危险性。维生素 C 对肿瘤发的发生有抑制作用,可阻断某些致癌物在体内的合成,降低胃癌、食管癌的发病率。我国食管癌高发地区普遍缺乏新鲜蔬菜和水果,维生素 C 摄入量较低。

6. 矿物质　碘缺乏或过量都会增加甲状腺的危险性,缺碘还易发生乳腺癌。硒对多种肿瘤有抑制作用,包括肺癌、胃癌、食管癌、肠癌、乳腺癌等。缺乏可使人体内的化学致癌物的活性增强,消化系统恶性肿瘤发病率增加。钙缺乏可增加肠癌的危险性。

7. 乙醇　饮酒是肝癌、肠癌、乳腺癌的危险因素,危害程度与乙醇的浓度及饮酒的数量呈正相关。在口腔癌和食管癌的发生中乙醇和烟草协同作用使危险性成培增加。

8. 其他膳食因素　大豆摄入量与乳腺癌、胰腺癌、结肠癌、肺癌和胃癌等许多癌症的发病率呈负相关。研究结果已经证明,大豆中天然存在的化合物具有抗癌作用。此外,茶叶尤其是绿茶,对实验性肿瘤具有一定的预防作用。云南、广西、广东部分地区居民有嚼槟榔习惯与口腔、喉、食管和胃肿瘤发生有关。

膳食与肿瘤的关系如下。

1. 可能致癌的危险因素　含大量红肉的膳食,高脂肪膳食,饮酒,食盐和腌制食品,霉变的食物,熏烧和烧焦的食物。

2. 可能预防癌症的因素　植物性食物为主的膳食,膳食纤维及胡萝卜素,维生素 C、维生素 E、硒。

二、营养治疗的原则

1. 合理营养,平衡膳食,满足患者对各种营养素的需要　选择食物要新鲜,多样化,多吃含维生素、矿物质、膳食纤维丰富的黄、绿色蔬菜,少吃油炸、烟熏和腌制的食品。不饮酒,戒烟。情绪乐观,饮食有规律。

2. 补充抗氧化营养素　某些癌症(如食管癌、胃癌、结肠癌及乳腺癌等)患者血中的超氧化物歧化酶均较正常人明显低,而脂质过氧化物升高,这说明患者的抗氧化能力下降。因此应注意维生素 A、维生素 C、维生素 E 和微量元素硒等抗氧化营养素的补充。

3. 根据病情和患者的营养状况,补充某些营养素　肿瘤患者常有不同程度的营养不良,如蛋白质、B 族维生素、维生素 C、钙等摄入不足。补充蛋白质可促进损伤组织的修复,提高机体的免疫功能。对某些消化道癌前病变患者,补充叶酸、维生素 B_2、维生素 C、胡萝卜素等有预防癌变的作用。

(黄小萍　黄兴华)

综合测试（四）

A1/A2 型题

1. 下列哪项属于医院的基本膳食（　　　）
   A. 高热量饮食　　B. 高蛋白饮食　　C. 低蛋白饮食　　D. 流质饮食　　E. 低盐饮食

2. 下列哪项属于医院治疗膳食（　　　）
   A. 普通饮食　　B. 软质饮食　　C. 半流质饮食　　D. 流质饮食　　E. 低脂肪饮食

3. 普通饮食的适用范围是（　　　）
   A. 无发热和无消化道疾患者　　　　　　　　B. 消化不良，术后恢复期阶段
   C. 发热，体弱，消化道疾患　　　　　　　　D. 病情严重，吞咽困难，口腔疾患
   E. 术后和急性消化道疾患者

4. 低蛋白饮食的适用范围是（　　　）
   A. 甲状腺功能亢进、高热患者　　B. 长期消耗性疾病患者　　C. 肝昏迷患者
   D. 肺结核患者　　　　　　　　　E. 大面积烧伤患者

5. 低脂肪饮食应遵守下列哪项原则（　　　）
   A. 可用鸡蛋，蛋黄补充脂类的不足　　　　　B. 禁食肥肉，可用椰油代替
   C. 胆、胰患者且脂肪总量少于 60g　　　　　D. 成年人每日胆固醇控制在 80g 以下
   E. 成年人每日脂肪总量在 50g 以下

6. 食用低盐饮食的患者，每日食用食盐不应超过（　　　）
   A. 3g　　　　B. 2g　　　　C. 4g　　　　D. 0.8g　　　　E. 0.7g

7. 高蛋白饮食，应遵守下列哪项原则（　　　）
   A. 蛋白质供应每日每千克体重 2g，但总量不超过 130g
   B. 蛋白质供应每日每千克体重 2g，但总量不超过 140g
   C. 蛋白质供应每日每千克体重 3g，但总量不超过 120g
   D. 蛋白质供应每日每千克体重 2g，但总量不超过 120g
   E. 蛋白质供应每日每千克体重 3g，但总量不超过 100g

8. 进低蛋白饮食的成年人，每日饮食中蛋白质供应量：（　　　）
   A. 不超过 20g　　B. 不超过 40g　　C. 不超过 60g　　D. 不超过 80g　　E. 不超过 85g

9. 低脂肪饮食应禁用（　　　）
   A. 花生油　　　B. 芝麻油　　　C. 菜油　　　D. 猪油　　　E. 米糠油

10. 大面积烧伤的患者宜采用的饮食是（　　　）
    A. 高热量、低蛋白　　　　　　　　　　　　B. 高蛋白、高热量
    C. 高维生素、低蛋白　　　　　　　　　　　D. 高脂肪、高蛋白
    E. 低脂肪、高热量

11. 王女士，34 岁，体温 38.2℃，口腔糜烂，疼痛难忍。根据王女士的病情，你应给予哪种饮食
    （　　　）
    A. 软食　　　B. 半流质饮食　　C. 流质饮食　　D. 高热量饮食　　E. 高蛋白饮食

12. 关于高膳食纤维膳食的适用对象，哪一项是错误的（　　　）
    A. 高脂血症患者　　　　　　B. 糖尿病患者　　　　　　C. 肠炎患者

D. 便秘患者　　　　　　　　　E. 冠心病患者

13. 低盐膳食时每日食盐的摄入量为(　)
　　A. 2～4g　　　B. 1～2g　　　C. 3～4g　　　D. 4～5g　　　E. 6～8g

14. 下列哪个患者适于高蛋白膳食(　)
　　A. 慢性肾炎　　B. 急性肾炎　　C. 肝性脑病　　D. 肝硬化法腹水　E. 尿毒症

15. 下列哪种食物胆固醇含量较高(　)
　　A. 动物脑　　　B. 蔬菜　　　C. 牛奶　　　D. 瘦肉　　　E. 水果

16. 低胆固醇膳食的膳食要求是(　)
　　A. 提高胆固醇的供给量　　　　　　　　　　B. 减少饱和脂肪酸的摄入
　　C. 减少蛋白质的供给量　　　　　　　　　　D. 少吃蔬菜和水果
　　E. 减少不饱和脂肪酸的摄入

17. 骨质疏松症患者营养治疗的首选措施是(　)
　　A. 膳食补钙　　　　　　　　B. 补充钙剂　　　　　　　　C. 补磷
　　D. 补充维生素 D　　　　　　E. 补充维生素 C

18. 下列哪项不是急性胃炎患者的禁用的食物(　)
　　A. 过烫食物　　B. 粗糙食物　　C. 少渣食物　　D. 浓咖啡　　E. 过冷食物

19. 下列哪项不是消化性溃疡患者的营养治疗原则(　)
　　A. 少量多餐　　　　　　　　B. 合理调配　　　　　　　　C. 营养全面合理
　　D. 避免刺激性食品　　　　　E. 过酸、过甜、过咸食品均可用

20. 下列哪项不是高血压患者的膳食要求(　)
　　A. 补钙补钠　　　　　　　　B. 适量碳水化合物　　　　　C. 补钾
　　D. 适量维生素　　　　　　　E. 适量能量

21. 下列哪项不是冠心病患者的膳食要求(　)
　　A. 控制总能量　　　　　　　B. 限制脂肪　　　　　　　　C. 控钠
　　D. 低碳水化合物　　　　　　E. 高膳食纤维

22. 高血压患者的饮食要求是首先控制(　)
　　A. 钾盐　　　B. 钠盐　　　C. 镁盐　　　D. 钙盐　　　E. 锌盐

23. 下列选项中,属于血压升高危险因素的是(　)
　　A. 高铁、低钠　B. 低钾、低钙　C. 高镁、低磷　D. 低碘、低硒　E. 高锌、低氯

24. 肥胖治疗原则是达到能量负平衡,促进脂肪分解,下列关于控制成年肥胖者总能量摄入的
　　叙述中,错误的是(　)
　　A. 能量摄入控制在 1000kcal/d 左右
　　B. 每日食物总摄入量控制在 300g 以内
　　C. 少吃肥肉和荤油
　　D. 脂肪供能占总能量的 10%
　　E. 多吃含纤维丰富的食物

25. 高胆固醇血症者胆固醇的摄入量(mg/d)应低于(　)
　　A. 200　　　B. 250　　　C. 300　　　D. 400　　　E. 500

26. 配膳食不用考虑的问题(　)

    A. 食谱制订和操作要照顾民族风俗、地域习惯的特殊性

    B. 了解患者的食物过敏史

    C. 应选择常用的食物和百姓知晓的食物

    D. 尽量选用新资源食物应

    E. 考虑患者实际的经济状况,注意成本核算

27. 下列哪项可作为软食的食物选择(　　　)

    A. 韭菜　　　　B. 核桃　　　　C. 面条　　　　D. 咖喱　　　　E. 油条

28. 下列人群最容易发生骨质疏松症的是(　　　)

    A. 老年人　　　B. 青壮年　　　C. 中年人　　　D. 儿童　　　　E. 婴幼儿

29. 下列膳食因素可引起骨质疏松症,除外(　　　)

    A. 食物中补充的钙不够　　　　B. 高磷低钙膳食　　　　　　　C. 缺乏的维生素

    D. 膳食有适量蛋白质　　　　　E. 膳食中含草酸

30. 骨质疏松症患者的营养预防方法有(　　　)

    A. 注意钙的摄入与补充　　　　　　　　　　B. 蛋白质的摄入量要适量

    C. 多食用富含植物雌激素的食物　　　　　　D. 坚持体育锻炼,增加户外运动

    E. 以上都是

31. 下列对高脂血症患者的营养治疗正确的是(　　　)

    A. 每日碳水化合物占总热量的比例一般在 40% ~ 50%

    B. 每日膳食胆固醇供给量少于 500g

    C. 可是多食蛋黄、奶油

    D. 脂肪每日摄入量应控制在总能量 30% 以内,每日 20 ~ 30g

    E. 膳食要坚持以饱和脂肪酸为主

32. 高血压患者忌食(　　　)

    A. 芹菜　　　　B. 番茄　　　　C. 胡萝　　　　D. 海鱼　　　　E. 蛋黄

33. 与痛风无关的膳食营养因素(　　　)

    A. 高脂肪膳食　　　　　　　　B. 高嘌呤饮食　　　　　　　　C. 饮酒

    D. 适量饮水　　　　　　　　　E. 利尿剂滥用

34. 长期摄取高蛋白质膳食易诱发(　　　)

    A. 恶性淋巴瘤　　B. 肝癌　　　　C. 食管癌　　　　D. 胃癌　　　　E. 以上都不是

35. 低钾膳食忌用食物(　　　)

    A. 蛋类　　　　B. 藕粉　　　　C. 瘦猪肉　　　　D. 米粉　　　　E. 南瓜

36. 下列哪项低盐食谱(　　　)

    A. 软炸瘦肉、炒芹菜加盐 4g、米饭

    B. 麻酱拌菠菜、豆芽加醋、包子(猪肉白菜馅)加盐 4g、红枣小米粥

    C. 糖醋焦熘肉片、炒芹菜、米饭

    D. 红烧牛肉土豆(加盐 1g)、玉米面粥

    E. 以上食谱都可以

37. 低钾膳食原则要求全日钾的供应量低于(　　　)

    A. 665mg 以下　　　　　　　B. 1000mg 以下　　　　　　　C. 1560mg 以下

D. 2060mg 以下   E. 2560mg 以下

38. 肿瘤的营养治原则不包括(   )

    A. 合理营养,平衡膳食

    B. 情绪乐观,饮食有规律

    C. 补充抗氧化营养素

    D. 根据病情和患者的营养状况,补充某些营养素

    E. 多喝水

39. 一名没有并发症的糖尿病患者,身高 170cm,体重 80kg,年龄 65 岁,平常从事办公室工作
    (轻体力),他的每日能量需要量(   )

    A. 1000 千卡/日   B. 1300 千卡/日   C. 1500 千卡/日

    D. 1800 千卡/日   E. 2200 千卡/日

40. 糖尿病患者蛋白质摄入量不应超过每日总热量(   )

    A. 10%   B. 15%   C. 20%   D. 25%   E. 30%

B1 型题

(41～42 题选项)

    A. 芹菜   B. 大米饭   C. 炒鸡蛋   D. 果汁   E. 核桃

41. 属于流质膳食的食物是(   )

42. 属于半流质膳食的食物是(   )

(43～44 题选项)

    A. 高能量膳食   B. 低能量膳食   C. 高蛋白质膳食

    D. 低蛋白质膳食   E. 低脂肪膳食

43. 此类膳食中蛋白质含量低(   )

44. 此类能量含量均高于正常人的膳食标准(   )

(45～47 题选项)

    A. 普通膳食   B. 软质膳食   C. 半流质膳食

    D. 流质膳食   E. 干膳食

45. 比较稀软、成半流质状态、易于消化的膳食是(   )

46. 正常分娩的产妇使用哪种膳食(   )

47. 提供的营养素不足,只能短期应用的膳食是(   )

(48～50 题选项)

    A. 低盐膳食   B. 管饲膳食   C. 要素膳食

    D. 麦淀粉治疗膳食   E. 高蛋白膳食

48. 适用于高血压(   )

49. 急性咽喉梗阻(   )

50. 低蛋白血症(   )

(张明仙)

参 考 答 案

综合测试一

1. A	2. D	3. E	4. D	5. A	6. B	7. A	8. C	9. C	10. C
11. D	12. A	13. B	14. A	15. B	16. A	17. C	18. C	19. C	20. E
21. A	22. A	23. A	24. C	25. C	26. C	27. C	28. A	29. B	30. D
31. A	32. B	33. D	34. D	35. A	36. B	37. D	38. D	39. E	40. E
41. C	42. A	43. D	44. E	45. D	46. A	47. C	48. C	49. C	50. D
51. E	52. D	53. A	54. B	55. C					

综合测试二

问题1:

成年男性,系办公室职员属于轻体力活,标准系数为1.0,全日能量需要量为2400kcal。查下表计算食物的营养成分。

餐次	食物	可食部(g)	能量(kcal)	蛋白质(g)	脂肪(g)	碳水化合物(g)
早餐	油条	200	772	13.8	35.2	100.2
	豆浆	100	13	1.8	0.7	0
午餐	稻米	150	514.5	11.6	0.9	114.5
	豆腐	100	81	8.1	3.7	3.8
	大白菜	83	15	1.4	0.1	2.1
	叉烧	100	279	23.8	16.9	7.9
晚餐	稻米	100	343	7.7	0.6	76.3
	猪肉	100	190	17.6	12.8	0.8
	绿豆芽	100	18	2.1	0.1	2.1
	马铃薯	100	76	2	0.2	16.5
	葡萄	200	43	0.5	0.2	9.9
主调料	盐	5	0	0	0	0
	花生油	10	89.9	0	9.9	0
合计	—	—	2434.4	90.4	81.3	334.1

问题2:

能量来源分配见下表。

类别	摄入量(g)	产生的能量(kcal)	占总能量的百分比(%)	标准(%)
蛋白质	90.4	361.6	15	10~15
脂肪	81.3	731.7	30	20~30
碳水化合物	334.1	1336.4	55	55~65
合计	505.8	2429.7	100	100

注:因小数点保留误差,所以数据存在1%以内的误差。

问题3:

一日三餐能量分配见下表。

餐次	摄入能量(kcal)	占全日总能量百分比(%)	推荐标准(%)
早餐	785	33	30
中餐	890	36	40
晚餐	795	31	30
合计	2434	100	100

问题4:

蛋白质来源分配见下表。

类别	摄入量	占蛋白质总摄入量百分比(%)	推荐标准(%)
动物类	41.4	46	≥30
大豆类	12	13	
粮谷类	35.1	39	50~70
蔬菜类	1.9	2	
合计	90.4	100	100

问题5:

从营养学角度对该男职员一日食物进行分类。

(1)谷类及薯类:稻米、油条、马铃薯共450g。

(2)动物性食物:叉烧、猪肉共200g。

(3)豆类及其制品:豆浆、豆腐、豆芽共300g。

(4)蔬菜水果类:大白菜共100g。

(5)纯热能食物:花生油10g。

问题6:

膳食营养素评价见下表。

营养素	蛋白质（g）	脂肪（g）	碳水化合物（g）	能量（kcal）	钙（mg）	铁（mg）	锌（mg）	维生素 B₁（mg）	维生素 B₂（mg）	维生素 A（mg）	维生素 C（mg）
摄入量	90.4	81.3	334.1	2434.4	309.5	18.5	20.48	1.91	1.21	0	61
推荐量	75	—	—	2400	800	15	15.0	1.4	2.4	800	100
摄入量/推荐量（×100%）	120	—	—	101	39	120	137	136	50	0	69

问题 7：

（1）该膳食每日摄入的总能量符合人体需求,能量来源比例合理,三餐分配较合理。

（2）膳食中蛋白质来源分配动物性食物及豆类占 59%,超过动物蛋白质和大豆蛋白质占膳食中蛋白质总量 30% ~50% 的要求,并且当动物性食物及豆类提供的蛋白质达到总蛋白质摄入量的 40% 以上,应减少蛋白质的供给,但该膳食中蛋白质为 90.4g,而推荐量为 75g,因此该膳食结果蛋白质摄入过多。

（3）根据膳食宝塔的指导,该膳食中动物性食物摄入过多,而蔬菜水果的摄入量不足。

（4）该膳食中各类营养素的供应不均衡,尤其是钙、维生素 B₁、维生素 B₂、维生素 C、维生素 A 等营养素摄入不足。

（5）建议:①减少动物性食物的食物,增加植物蛋白质来源。②增加蔬菜水果类的食物,尤其是富含钙、维生素 B₁、维生素 B₂、维生素 C、维生素 A 等营养素的植物性食物。③增加食物的种类,每日进食 15 种以上不同食物。

综合测试三

1. B	2. A	3. A	4. D	5. B	6. D	7. B	8. D	9. C	10. C
11. A	12. E	13. C	14. D	15. B	16. A	17. C	18. D	19. E	20. E
21. C	22. A	23. D	24. C	25. D	26. B	27. B	28. E	29. B	30. B
31. D	32. E	33. E	34. A	35. C	36. A	37. B	38. D	39. E	40. A

综合测试四

1. D	2. E	3. A	4. C	5. E	6. B	7. D	8. B	9. D	10. B
11. C	12. C	13. B	14. D	15. A	16. B	17. B	18. C	19. E	20. A
21. D	22. B	23. B	24. A	25. C	26. D	27. C	28. A	29. D	30. E
31. D	32. E	33. D	34. A	35. C	36. D	37. C	38. E	39. B	40. B
41. D	42. C	43. D	44. A	45. C	46. A	47. D	48. A	49. B	50. C

参 考 文 献

[1]刘锜.营养与膳食指导[M].2版.北京:人民卫生出版社,2012.

[2]陈锦治,苟云峰.营养与膳食指导[M].西安:第四军医出版社,2012.

[3]张爱珍.临床营养学[M].2版.北京:人民卫生出版社,2006.

[4]陈锦治.社区预防与保健[M].南京:东南大学出版社,2004.

附　录

附录一　中国居民膳食营养素参考摄入量

膳食营养素参考摄入量(DRIs)是一组每日平均膳食营养素摄入量的参考值,包括平均需要量(EAR)、推荐摄入量(RDO)、适宜摄入量(AI)和可耐受最高摄入量(UL)四项内容。

附表 1 - 1　能量和蛋白质的 RNIs 及脂肪供能比

年龄（岁）	能量#				蛋白质		脂肪占能量百分比%
	RNI(MJ)		RNI(kcal)		RNI(g)		
	男 M	女 F	男 M	女 F	男 M	女 F	
0 ~	0.4MJ/kg		95kcal/kg*		1.5 ~ 3g/(kg·d)		45 ~ 50
0.5 ~							35 ~ 40
1 ~	4.6	4.4	1100	1050	35	35	
2 ~	5.02	4.81	1200	1150	40	40	30 ~ 35
3 ~	5.64	5.43	1350	1300	45	45	
4 ~	6.06	5.83	1450	1400	50	50	
5 ~	6.7	6.27	1600	1500	55	55	
6 ~	7.1	6.67	1700	1600	55	55	
7 ~	7.53	7.1	1800	1700	60	60	25 ~ 30
8 ~	7.94	7.53	1900	1800	65	65	
9 ~	8.36	7.94	2000	1900	65	65	
10 ~	8.8	8.36	2100	2000	70	65	
11 ~	10.04	9.2	2400	2200	75	75	
14 ~	12	9.62	2900	2400	85	80	25 ~ 30
18 ~							20 ~ 30
PAL▲							
轻	10.03	8.8	2400	2100	75	65	
中	11.29	9.62	2700	2300	80	70	
重	13.38	11.3	3200	2700	90	80	
孕妇	+0.84		200		+5, +15, +20		
乳母	+2.09		500			+20	20 ~ 30
50 ~							
PAL▲							

年龄（岁）	能量#				蛋白质		脂肪占能量百分比%
	RNI(MJ)		RNI(kcal)		RNI(g)		
	男M	女F	男M	女F	男M	女F	
轻	9.62	8	2300	1900			
中	10.87	8.36	2600	2000			
重	13	9.2	3100	2200			
60~					75	65	20~30
PAL▲							
轻	7.94	7.53	1900	1800			
中	9.2	8.36	2200	2000			
70~					75	65	20~30
PAL▲							
轻	7.94	7.1	1900	1700			
中	8.8	8	2100	1900			
80~	7.74	7.1	1900	1700	75	65	20~30

#:各年龄组的能量的 RNI 值与其 EAR 值相同。 * :AI 值,非母乳喂养应增加 20%。 ▲:体力活动水平。凡表中数字缺如之处表示制订该参考值。

附表 1 – 2　常量和微量元素的 RNIs 或 AIs

年龄(岁)	钙Ca AI (mg)	磷P AI (mg)	钾K AI (mg)	钠Na AI (mg)	镁Mg AI (mg)	铁Fe AI (mg) 男M	女F	碘I RNI (mg)	锌Zn RNI (mg) 男M	女F	硒Se RNI (mg)	铜Cu AI (mg)	氟F AI (mg)	铬Cr AI (mg)	锰Mn AI (mg)	钼Mo AI (mg)
0 ~	300	150	500	200	30	0.3		50	1.5		15(AI)	0.4	0.1	10		
0.5 ~	400	300	700	500	70	10		50	8.0		20(AI)	0.6	0.4	15		
1 ~	600	450	1000	650	100	12		50	9.0		20	0.8	0.6	20	15	
4 ~	800	500	1500	900	150	12		90	12.0		25	1.0	0.8	30	20	
7 ~	800	700	1500	1000	250	12		90	13.5		35	1.2	1.0	30	30	
11 ~	1000	1000	1500	1200	350	16	18	120	18.0	15.0	45	1.8	1.2	40	50	
14 ~	1000	1000	2000	1800	350	20	25	150	19.0	15.5	50	2.0	1.4	40	50	
18 ~	800	700	2000	2200	350	15	20	150	15.0	11.5	50	2.0	1.5	50	3.5	60
50 ~	1000	700	2000	2200	350	15		150	11.5		50	2.0	1.5	50	3.5	60
孕妇																
早期	800	700	2500	2200	400	15		200	11.5		50					
中期	1000	700	2500	2200	400	25		200	16.5		50					
晚期	1200	700	2500	2200	400	35		200	16.5		50					
乳母	1200	700	2500	2200	400	25		200	21.5		65					

注：凡表中数字缺如之处表示未制订该参考值。

附表 1-3 脂溶性和水溶性维生素的 RNIs 或 AIS

年龄（岁）	维生素A RNI(mgRE)	维生素D RNI(mg)	维生素E AI(mgα-TE)*	维生素B1 RNI(mg)	维生素B2 RNI(mg)	维生素B6 AI(mg)	维生素B12 AI(mg)	维生素C RNI(mg)	泛酸 AI(mg)	叶酸 RNI(mgDFE)	烟酸 RNI(mgNE)	胆碱 AI(mg)	生物素 AI(mg)
0~	400(AI)	10	3	0.2(AI)	0.4(AI)	0.1	0.4	40	1.7	65(AI)	2(AI)	100	5
0.5~	400(AI)	10	3	0.3(AI)	0.5(AI)	0.3	0.5	50	1.8	80(AI)	3(AI)	150	6
1~	500	10	4	0.6	0.6	0.5	0.9	60	2.0	150	6	200	8
4~	600	10	5	0.7	0.7	0.6	1.2	70	3.0	200	7	250	12
7~	700	10	7	0.9	1.0	0.7	1.2	80	4.0	200	9	300	16
11~	700	5	10	1.2	1.2	0.9	1.8	90	5.0	300	12	350	20
—	男M 女F	男M 女F	男M 女F	男M 女F									
14~	800 700	5	14	1.5 1.2	1.5 1.2	1.1	2.4	100	5.0	400	15 12	450	25
18~	800 700	5	14	1.4 1.3	1.4 1.2	1.2	2.4	100	5.0	400	14 13	450	30
50~	800 700	10	14	1.3 1.4	1.5 2.4	100	5.0	400	13	450	30		
孕妇													
早期	800	5	14	1.5	1.7	1.9	2.6	100	6.0	600	15	500	30
中期	900	10	14	1.5	1.7	1.9	2.6	130	6.0	600	15	500	30
晚期	900	10	14	1.5	1.7	1.9	2.6	130	6.0	600	15	500	30
乳母 L	1200	10	4	1.8	1.7	1.9	2.8	130	7.0	500	18	500	35

*: α-TE = α-生育酚当量。凡表中数字缺如之处表示未制订该标准。

附录二　常见食物营养成分表（每100g食部）

附表2-1　谷类及其制品

食物名称	食部(%)	水分(g)	能量(kcal)	蛋白质(g)	脂肪(g)	碳水化合物(g)	维生素A(μgRE)	胡萝卜素(μg)	硫胺素(mg)	核黄素(mg)	维生素C(mg)	维生素E(mg)	钙(mg)	钾(mg)	钠(mg)	铁(mg)	锌(mg)
粳米（标一）	100	13.7	343	7.7	0.6	77.4	—	—	0.16	0.08	—	1.01	11	97	2.4	1.1	1.45
粳米饭（标一）	100	70.6	117	2.6	0.3	26.2	—	—	—	0.03	—	—	7	39	3.3	2	1.36
粳米粥	100	88.6	46	1.1	0.3	9.9	—	—	—	0.03	—	—	7	13	2.8	0.1	0.2
小麦粉（标准粉）	100	12.7	344	11.2	1.5	73.6	—	—	0.28	0.08	—	1.8	31	190	3.1	3.5	1.64
挂面	100	12.3	346	10.3	0.6	75.6	—	—	0.19	0.04	—	1.04	17	129	184.5	3	0.94
馒头	100	43.9	221	7	1.1	47	—	—	0.04	0.05	—	0.65	38	138	165.1	1.8	0.7
油条	100	21.8	386	6.9	17.6	51	—	—	0.01	0.07	—	13.72	42	106	572.5	2.3	10.97
玉米（鲜）	46	71.3	106	4	1.2	22.8	—	—	0.16	0.11	16	0.46	—	238	1.1	1.1	0.9
玉米（面）	100	12.1	341	8.1	3.3	75.2	7	40	0.26	0.09	—	3.8	22	249	2.3	3.2	1.42
小米	100	11.6	358	9	3.	75.1	17	100	0.33	0.1	—	3.63	41	284	4.3	5.1	1.87
小米粥	100	89.3	46	1.4	0.7	8.4	—	—	0.02	0.07	—	0.26	10	19	4.1	1	0.41

附表2-2　薯类、淀粉及其制品

食物名称	食部(%)	水分(g)	能量(kcal)	蛋白质(g)	脂肪(g)	碳水化合物(g)	维生素A(μgRE)	胡萝卜素(μg)	硫胺素(mg)	核黄素(mg)	维生素C(mg)	维生素E(mg)	钙(mg)	钾(mg)	钠(mg)	铁(mg)	锌(mg)
马铃薯	94	79.8	76	2	0.2	17.2	5	30	0.08	0.04	27	0.34	8	342	2.7	0.8	0.37
马铃薯粉	100	12	337	7.2	0.5	77.4	20	120	0.08	0.06	24	0.43	171	1075	4.7	10.7	1.22
甘薯	90	73.4	99	1.1	0.2	24.7	125	750	0.04	0.04	26	0.28	23	130	28.5	0.5	0.15
甘薯粉	100	14.5	336	2.7	0.2	80.9	3	20	0.03	0.05	—	—	33	66	26.4	10	0.29
藕粉	100	6.4	372	1.2	—	93	—	—	…	0.01	—	—	8	35	10.8	17.9	0.15

附表 2 – 3　干豆类及其制品

食物名称	食部(%)	水分(g)	能量(kcal)	蛋白质(g)	脂肪(g)	碳水化合物(g)	维生素A(µgRE)	胡萝卜素(µg)	硫胺素(mg)	核黄素(mg)	维生素C(mg)	维生素E(mg)	钙(mg)	钾(mg)	钠(mg)	铁(mg)	锌(mg)
黄豆	100	10.2	359	35	16	34.2	37	220	0.41	0.2	—	18.9	191	1503	2.2	8.2	3.34
黄豆粉	100	6.7	418	32.7	18.3	37.6	63	380	0.31	0.22	—	33.69	207	1890	3.6	8.1	3.89
豆浆	100	96.4	14	1.8	0.7	1.1	15	90	0.02	0.02	—	0.8	10	48	3	0.5	0.24
豆腐(内酯)	100	89.2	49	5	1.9	3.3	—	—	0.06	0.03	—	3.26	17	95	6.4	0.8	0.55
豆腐皮	100	16.5	409	44.6	17.4	18.8	—	—	0.31	0.11	—	20.63	116	318	536	13.9	3.81
腐竹	100	65.2	140	16.2	3.6	11.5	—	—	0.03	0.07	—	—	308	140	76.5	4.9	1.76
腐干	100	7.9	459	44.6	21.7	22.3	—	—	0.13	0.07	—	27.8	77	553	26.5	16.5	3.69
素鸡	100	64.3	192	16.5	12.5	4.2	10	60	0.02	0.03	—	17.8	319	42	373.8	5.3	1.74
绿豆	100	12.3	316	21.6	0.8	62	22	130	0.25	0.11	—	10.95	81	187	3.2	6.5	2.18
赤小豆	100	12.6	309	20.2	0.6	63.4	13	80	0.16	0.11	—	14.36	74	860	2.2	7.4	2.2
蚕豆	93	11.5	304	24.6	1.1	59.9	8	50	0.13	0.23	—	1.6	31	1117	86	8.2	3.42
豌豆	100	10.4	313	20.3	1.1	65.8	42	250	0.49	0.14	2	8.47	97	823	9.7	4.9	2.35

附表 2 – 4　蔬菜类及制品

食物名称	食部(%)	水分(g)	能量(kcal)	蛋白质(g)	脂肪(g)	碳水化合物(g)	维生素A(µgRE)	胡萝卜素(µg)	硫胺素(mg)	核黄素(mg)	维生素C(mg)	维生素E(mg)	钙(mg)	钾(mg)	钠(mg)	铁(mg)	锌(mg)
白萝卜	95	93.4	21	0.9	0.1	5	3	20	0.02	0.03	21	0.92	36	173	61.8	0.5	0.3
红萝卜(红皮)	94	91.6	27	1.2	0.1	6.4	3	20	0.03	0.04	3	1.2	11	110	62.7	2.8	0.69
胡萝卜	97	87.4	43	1.4	0.2	10.2	668	4010	0.04	0.04	16	—	32	193	25.1	0.5	0.14
刀豆	92	89	36	3.1	0.3	7	37	220	0.05	0.07	15	0.4	49	209	8.5	4.6	0.84
豆角	96	90	30	2.5	0.2	6.7	33	200	0.05	0.07	18	2.24	29	207	3.4	1.5	0.54
荷兰豆	88	91.9	27	2.5	0.3	4.9	80	480	0.09	0.04	16	0.3	51	116	8.8	0.9	0.5
黄豆芽	100	88.8	44	4.5	1.6	4.5	5	30	0.04	0.07	8	0.8	21	160	7.2	0.9	0.54
绿豆芽	100	94.6	18	2.1	0.1	2.9	3	20	0.05	0.06	6	0.19	9	68	4.4	0.6	0.35
豌豆苗	86	89.6	34	4	0.8	4.6	445	2667	0.05	0.11	67	2.46	40	222	18.5	4.2	0.77
西红柿	97	94.4	19	0.9	0.2	4	92	550	0.03	0.03	19	0.57	10	136	5	9	0.13
茄子	93	93.4	21	1.1	0.2	4.9	8	50	0.02	0.04	5	1.13	24	142	5.4	0.5	0.23

续表

食物名称	食部(%)	水分(g)	能量(kcal)	蛋白质(g)	脂肪(g)	碳水化合物(g)	维生素A(µgRE)	胡萝卜素(µg)	硫胺素(mg)	核黄素(mg)	维生素C(mg)	维生素E(mg)	钙(mg)	钾(mg)	钠(mg)	铁(mg)	锌(mg)
甜椒	82	93	22	1	0.2	5.4	57	340	0.03	0.03	72	0.59	14	142	3.3	0.8	0.19
辣椒(青)	84	91.9	23	1.4	0.3	5.8	57	340	0.03	0.04	62	0.88	15	209	2.2	0.7	0.22
冬瓜	80	96.6	11	0.4	0.2	2.6	13	80	0.01	0.01	18	0.08	19	78	1.8	0.2	0.07
苦瓜	81	93.4	19	1	0.1	4.9	17	100	0.03	0.03	1	0.01	25	90	2	0.3	1.77
南瓜	85	93.5	22	0.7	0.1	5.3	148	890	0.03	0.04	8	0.36	16	145	0.8	0.4	0.14
丝瓜	83	94.3	20	1	0.2	4.2	15	90	0.02	0.04	5	0.22	14	115	2.6	0.4	0.21
大蒜头	85	66.6	126	4.5	0.2	27.6	5	30	0.04	0.06	7	1.07	39	302	19.6	2.1	0.88
葫芦	87	95.3	15	0.7	0.1	3.5	7	40	0.02	0.01	11	—	16	87	0.6	0.4	0.14
蒜苗	82	88.9	37	2.1	0.4	8	47	280	0.11	0.08	35	0.81	29	226	5.1	1.4	0.46
韭菜	90	91.8	26	2.4	0.4	4.6	235	1410	0.02	0.09	24	0.96	42	247	8.1	1.6	0.43
韭芽	88	93.2	22	2.3	0.2	3.9	43	260	0.03	0.5	15	0.34	25	192	6.9	1.7	0.33
大白菜	87	94.6	17	1.5	0.1	3.2	20	120	0.04	0.05	31	0.76	50	—	57.5	0.7	0.38
小白菜	81	94.5	15	1.5	0.3	2.7	280	1680	0.02	0.09	28	0.7	90	178	73.5	1.9	0.51
菜花	82	92.4	24	2.1	0.2	4.6	5	30	0.03	0.8	61	0.43	23	200	31.6	1.1	0.38
西兰花	83	90.3	33	4.1	0.6	4.3	1202	7210	0.09	0.13	51	0.91	67	17	18.8	1	0.78
菠菜	89	91.2	24	2.6	0.3	4.5	487	2920	0.04	0.11	32	1.74	66	311	85.2	2.9	0.85
芹菜茎	67	93.1	20	1.2	0.2	4.5	57	340	0.02	0.06	8	1.32	80	206	159	1.2	0.24
芹菜叶	100	89.4	31	2.6	0.6	5.9	488	2930	0.08	0.15	22	2.5	40	137	83	0.6	1.14
生菜	81	95.7	15	1.4	0.4	2.1	60	360	—	0.1	20	—	70	100	80	1.2	0.43
香菜	81	90.5	34	1.8	0.4	6.2	193	1160	0.04	0.14	48	0.8	101	272	48.5	2.9	0.45
莴笋	62	95.5	14	1	0.1	2.8	25	150	0.02	0.02	4	0.19	23	212	36.5	0.9	0.33
莴笋叶	89	94.2	18	1.4	0.2	3.6	147	880	0.06	0.1	13	0.58	34	148	39.1	1.5	0.51
春笋	66	91.4	20	2.4	0.1	5.1	5	30	0.05	0.04	5	—	8	300	6	2.4	0.43
冬笋	39	88.1	4	4.1	0.1	6.5	13	80	0.08	0.08	1	—	22	—	—	0.1	—
黄花菜	98	40.3	199	19.4	1.4	24.9	307	1840	0.05	0.21	10	4.92	301	610	59.2	8.1	3.99
慈姑	89	73.6	94	4.6	0.2	19.7	—	—	0.14	0.07	4	2.16	14	707	39.1	2.2	0.99
菱角(老)	57	73	98	4.5	0.1	21.4	2	10	0.19	0.06	13	—	7	437	5.8	0.6	0.62
藕	88	80.5	70	1.9	0.2	16.4	3	20	0.09	0.03	44	0.73	39	243	44.2	1.4	0.23
荸荠	74	92.2	23	1.2	0.2	5.9	5	30	0.02	0.03	5	0.99	4	209	5.8	0.4	0.33
芋艿	84	78.6	79	2.2	0.2	18.1	27	160	0.06	0.05	6	0.45	36	378	33.1	1	0.49

附表 2－5　菌藻类

食物名称	食部(%)	水分(g)	能量(kcal)	蛋白质(g)	脂肪(g)	碳水化合物(g)	维生素A(µgRE)	胡萝卜素(µg)	硫胺素(mg)	核黄素(mg)	维生素C(mg)	维生素E(mg)	钙(mg)	钾(mg)	钠(mg)	铁(mg)	锌(mg)
黑木耳(干)	100	15.5	205	12.1	1.5	65.6	17	100	0.17	0.44	—	11.34	247	757	48.5	97.4	3.18
香菇(干)	95	12.3	211	20	1.2	61.7	3	20	0.19	1.26	5	0.66	83	464	11.2	10.5	8.57
平菇	93	92.5	20	1.9	0.3	4.6	2	10	0.06	0.16	4	0.79	5	258	3.8	1	0.61
蘑菇(鲜)	99	92.4	20	2.7	0.1	4.1	2	10	0.08	0.35	2	0.56	6	312	8.3	1.2	0.92
金针菇	100	90.2	26	2.4	0.4	6	5	30	0.15	0.19	2	1.14	—	195	4.3	1.4	0.39
白木耳	96	14.6	200	10	1.4	67.3	8	50	0.05	0.25	—	1.26	36	1588	82.1	4.1	3.03
海带	98	70.5	77	1.8	0.1	23.4	40	240	0.01	0.1	—	1.85	46	246	8.6	0.9	0.16
紫菜(干)	100	12.7	207	26.7	1.1	44.1	228	1370	0.27	1.02	2	1.82	264	1796	710.5	54.9	2.47

附表 2－6　水果类

食物名称	食部(%)	水分(g)	能量(kcal)	蛋白质(g)	脂肪(g)	碳水化合物(g)	维生素A(µgRE)	胡萝卜素(µg)	硫胺素(mg)	核黄素(mg)	维生素C(mg)	维生素E(mg)	钙(mg)	钾(mg)	钠(mg)	铁(mg)	锌(mg)
苹果	76	85.9	52	0.2	13.5	1.2	3	20	0.06	0.02	4	2.12	4	119	1.6	0.6	0.19
香梨	89	85.5	46	0.3	0.1	13.6	12	70	—	—	—	—	6	90	0.8	0.4	0.19
鸭梨	82	88.3	43	0.20	0.2	11.1	2	10	0.03	0.03	4	0.31	4	77	1.5	0.9	0.1
桃子(平均)	86	86.4	48	0.9	0.1	12.2	3	20	0.01	0.03	7	1.54	6	166	5.7	0.8	0.34
李子	91	90	36	0.7	0.2	8.7	25	150	0.03	0.02	5	0.74	8	144	3.8	0.6	0.14
枣(鲜)	87	67.4	122	1.1	0.3	30.5	40	240	0.06	0.09	243	0.78	22	375	1.2	1.2	1.52
枣(大,干)	88	14.5	298	2.1	0.4	81.1	—	—	0.08	0.15	14	3.04	64	524	6.2	2.3	0.65
枣(小,干)	81	19.3	294	1.2	1.1	76.7	—	—	0.04	0.5	—	1.31	23	65	7.4	1.5	0.23
葡萄	86	88.7	43	0.5	0.2	10.3	8	50	0.04	0.02	25	0.7	5	104	1.3	0.4	0.18
柿子	87	80.6	71	0.4	0.1	18.5	20	120	0.02	0.02	30	0.12	9	151	0.8	0.2	0.08
无花果	100	81.3	59	1.5	0.1	16	3	5	0.03	0.02	2	1.82	67	212	5.5	0.1	1.42
柑橘	77	86.9	51	0.7	0.2	11.9	0.4	148	0.08	0.04	28	0.92	35	154	1.4	0.2	0.08
菠萝	43	73.2	103	0.2	0.3	25.7	0.8	3	0.06	0.05	18	—	12	113	0.8	0.6	0.14
芒果	60	90.6	32	0.6	0.2	8.3	1.3	150	0.01	0.04	23	1.21	—	138	2.8	0.2	0.09
香蕉	59	75.8	91	1.4	0.2	22	1.2	10	0.02	0.04	8	0.24	7	356	0.8	0.4	0.18
枇杷	62	89.3	39	0.8	0.2	9.3	0.8	—	0.01	0.03	8	0.24	17	122	4	1.1	0.21
荔枝	73	81.9	70	0.9	0.1	16.6	0.5	2	0.1	0.04	41	—	2	151	1.7	0.4	0.17
哈密瓜	71	91	34	0.5	0.1	7.9	0.2	153	—	0.01	12	—	4	190	26.7	—	0.13
西瓜	56	93.3	25	0.6	0.1	5.8	0.3	75	0.02	0.03	6	0.1	8	87	3.2	0.3	0.1

附表 2－7　坚果、种子类

食物名称	食部（%）	水分（g）	能量（kcal）	蛋白质（g）	脂肪（g）	碳水化合物（g）	维生素A（μgRE）	胡萝卜素（μg）	硫胺素（mg）	核黄素（mg）	维生素C（mg）	维生素E（mg）	钙（mg）	钾（mg）	钠（mg）	铁（mg）	锌（mg）
胡桃（干）	43	5.2	627	14.9	58.8	19.1	5	30	0.15	0.4	1	43.21	56	385	6.4	2.7	2.17
山核桃（干）	24	2.2	601	185.3	50.4	26.2	5	30	0.16	0.09	1	43.21	56	385	6.4	2.7	2.17
栗子（干）	73	13.4	345	14.1	1.7	78.4	5	30	0.08	0.15	25	11.45	—	—	8.5	1.2	0.32
松子（炒）	31	3.6	619	25.7	58.5	21.4	5	30	—	0.11	—	25.2	161	612	3	5.2	5.49
杏仁（炒）	91	2.1	600	17.3	51	18.7	17	100	0.15	0.71	—	—	141	—	—	3.9	—
腰果	100	2.4	552	21.7	36.7	41.6	8	49	0.27	0.13	—	3.17	26	503	251.3	4.8	4.3
花生（炒）	71	4.1	589	22.6	48	23.8	10	60	0.13	0.12	—	12.94	47	563	34.8	1.5	2.03
葵花籽（炒）	52	2	616	32.7	52.8	17.3	5	30	0.43	0.26	2	26.46	72	491	1322	6.1	5.19
西瓜子（炒）	43	4.3	573	36	44.8	14.2	—	—	0.04	0.08	—	1.23	28	612	187.7	8.2	6.76
南瓜子	68	4.1	574	36	46.1	7.9	—	—	0.08	0.16	TR	27.28	37	672	15.8	6.5	7.12

附表 2－8　畜、禽、鱼肉类

食物名称	食部（%）	水分（g）	能量（kcal）	蛋白质（g）	脂肪（g）	碳水化合物（g）	维生素A（μgRE）	胡萝卜素（μg）	硫胺素（mg）	核黄素（mg）	维生素C（mg）	维生素E（mg）	钙（mg）	钾（mg）	钠（mg）	铁（mg）	锌（mg）
猪肉（肥瘦）	100	46.8	395	13.2	37	2.4	18	—	0.22	0.16	—	0.35	6	204	59.4	1.6	2.06
猪肉（肥）	100	8.8	807	2.4	88.6	0	29	—	0.08	0.05	—	0.24	3	23	19.5	1	0.69
猪肉（瘦）	100	71	143	20.3	6.2	1.5	44	—	0.54	0.1	—	0.34	6	305	57.5	3	2.99
猪大排	68	58.8	264	18.3	20.4	1.7	12	—	0.8	0.15	—	0.11	8	274	44.5	0.8	1.72
猪小排	72	58.1	278	16.7	23.1	0.7	5	—	0.3	0.16	—	0.11	14	230	62.2	1.4	3.36
猪耳	100	69.4	176	19.1	11.1	0	—	—	0.05	0.12	—	0.85	6	58	68.2	1.3	0.35
猪脑	60	58.2	260	22.6	18.8	0	3	—	0.05	0.1	—	0.01	33	54	101	1.1	1.14
猪肚	96	78.2	110	15.2	5.1	0.7	3	—	0.07	0.16	20	0.32	11	171	75.1	2.4	1.92
猪肝	97	70.7	129	19.3	3.5	5	4972	—	0.21	2.08	—	0.86	6	235	68.6	22.6	5.78
猪脑	100	78	131	10.8	9.8	0	—	—	0.11	0.19	4	0.96	30	259	130.7	1.9	0.99
猪心	97	76	119	16.6	5.3	1.1	13	—	0.19	0.48	13	0.74	12	260	71.2	4.3	1.9

续表

食物名称	食部(%)	水分(g)	能量(kcal)	蛋白质(g)	脂肪(g)	碳水化合物(g)	维生素A(μgRE)	胡萝卜素(μg)	硫胺素(mg)	核黄素(mg)	维生素C(mg)	维生素E(mg)	钙(mg)	钾(mg)	钠(mg)	铁(mg)	锌(mg)
猪肾	93	78.8	96	15.4	3.2	1.4	41	—	0.31	1.14	—	0.34	12	217	134.2	6.1	2.56
猪血	100	85.8	55	12.2	0.3	0.9	—	—	0.03	0.04	—	0.2	4	56	56	8.7	0.28
腊肉	100	31.1	498	11.8	48.8	2.9	96	—	—	—	—	6.23	22	416	763.5	7.5	3.49
猪肉松	100	9.4	396	23.4	11.5	49.7	44	—	0.04	0.13	—	10.02	41	313	469	6.4	4.28
香肠	100	19.2	508	24.1	40.7	11.2	…	—	0.48	0.11	—	1.05	14	453	2309.2	5.8	7.65
火腿	100	47.9	330	16	27.4	4.9	46	—	0.28	0.09	—	0.8	3	220	1086.7	2.2	2.16
牛肉(肥瘦)	99	72.8	125	19.9	4.2	2	7	—	0.04	0.14	—	0.65	23	216	84.5	3.3	4.73
牛肉(瘦)	100	75.2	106	20.2	2.3	1.2	6	—	0.07	0.13	—	0.35	9	284	53.6	2.8	3.71
羊肉(肥瘦)	90	65.7	203	19	14.1	0	22	—	0.05	0.14	—	0.26	6	232	80.6	2.3	3.22
驴肉(肥瘦)	100	73.8	116	21.5	3.2	0.4	72	—	0.03	0.16	—	2.76	2	325	46.9	4.3	4.26
狗肉	80	76	116	16.8	4.6	1.8	12	—	0.34	0.2	—	1.4	52	140	47.4	2.9	3.18
兔肉	100	76.2	102	19.7	2.2	0.9	26	—	0.11	0.1	—	0.42	12	284	45.1	2	1.3
鸡	66	69	167	19.3	9.4	1.3	48	—	0.05	0.09	—	0.67	9	251	63.3	1.4	1.09
鸭	68	63.9	240	15.5	19.7	0.2	52	—	0.08	0.22	—	0.27	6	191	69	2.2	1.33
鸡蛋	88	73.8	156	12.8	11.1	1.3	194	—	0.13	0.32	—	1.84	56	154	131.5	2	1.1
鸭蛋	97	70.3	180	12.6	13	3.1	261	—	0.17	0.25	—	4.98	62	135	106	2.9	1.67
草鱼	58	77.3	113	16.6	5.2	0	11	—	0.04	0.11	—	2.03	38	312	46	0.8	0.87
黄鱼	67	78	89	18	1.4	1.2	50	—	0.06	0.98	—	1.34	42	263	70.2	2.5	1.97
带鱼	76	73.3	127	17.7	4.9	3.1	29	—	0.02	0.06	—	0.82	28	280	150.1	1.2	0.7
明虾	57	79.8	85	13.4	1.8	3.8	—	—	0.01	0.04	—	1.55	75	238	119	0.6	3.59
虾皮	100	42.4	153	30.7	2.2	2.5	19	—	0.02	0.14	—	0.92	991	617	5057.7	6.7	1.93
扇贝(鲜)	35	84.2	60	11.1	0.6	2.6	—	—	TR	0.1	—	11.85	142	122	339	7.2	11.69
牡蛎	100	82	73	5.3	2.1	8.2	27	—	0.01	0.13	—	0.81	131	200	462.1	7.1	9.39

附表 2-9 奶类及其制品

食物名称	食部(%)	水分(g)	能量(kcal)	蛋白质(g)	脂肪(g)	碳水化合物(g)	维生素A(μgRE)	胡萝卜素(μg)	硫胺素(mg)	核黄素(mg)	维生素C(mg)	维生素E(mg)	钙(mg)	钾(mg)	钠(mg)	铁(mg)	锌(mg)
牛奶	100	89.8	54	3	3.2	3.4	24	—	0.03	0.14	1	0.21	104	109	37.2	0.3	0.42
酸奶	100	84.7	72	2.5	2.7	9.3	26	—	0.03	0.15	1	0.12	118	150	39.8	0.4	0.53
全脂奶粉	100	2.3	478	20.1	21.2	51.7	14	—	0.11	0.73	4	0.48	676	449	360.1	1.2	3.14

附表 2-10 糖果类

食物名称	食部(%)	水分(g)	能量(kcal)	蛋白质(g)	脂肪(g)	碳水化合物(g)	维生素A(μgRE)	胡萝卜素(μg)	硫胺素(mg)	核黄素(mg)	维生素C(mg)	维生素E(mg)	钙(mg)	钾(mg)	钠(mg)	铁(mg)	锌(mg)
蛋糕	100	18.6	347	8.6	5.1	67.1	86	—	0.09	0.09	—	2.8	39	77	67.8	2.5	1.01
牛奶饼干	100	6.5	429	8.5	13.1	70.2	22	—	0.09	0.02	—	7.23	49	110	196.4	2.1	1.52
巧克力	100	1	586	4.3	40.1	53.4	—	—	0.06	0.08	—	1.62	11	254	111.8	1.7	1.02
奶糖	100	5.6	407	2.5	6.6	84.5	—	—	0.08	0.17	—	—	50	75	222.5	3.4	0.29
水晶糖	100	1	395	0.2	0.2	98.2	—	—	0.04	0.05	—	—	—	9	107.8	3	1.17

附表 2-11 油脂及调味品

食物名称	食部(%)	水分(g)	能量(kcal)	蛋白质(g)	脂肪(g)	碳水化合物(g)	维生素A(μgRE)	胡萝卜素(μg)	硫胺素(mg)	核黄素(mg)	维生素C(mg)	维生素E(mg)	钙(mg)	钾(mg)	钠(mg)	铁(mg)	锌(mg)
混合油	100	TR	900	—	99.9	0.1	—	—	—	0.09	—	12.04	75	2	10.5	4.1	1.27
猪油(炼)	100	0.2	897	—	99.9	0.2	27	—	0.02	0.03	—	5.21	—	—	—	—	—
酱油	100	67.3	63	506	0.1	10.1	—	—	0.05	0.13	—	—	66	337	5757	8.6	1.17
醋	100	90.6	31	2.1	0.3	4.9	—	—	0.03	0.05	—	—	17	351	262.1	6	1.25

附表 2 - 12　含酒精饮料

食物名称	食部 (%)	水分 (g)	能量 (kcal)	蛋白质 (g)	脂肪 (g)	碳水化合物 (g)	维生素 A (µgRE)	胡萝卜素 (µg)	硫胺素 (mg)	核黄素 (mg)	维生素 C (mg)	维生素 E (mg)	钙 (mg)	钾 (mg)	钠 (mg)	铁 (mg)	锌 (mg)
啤酒	5.3	4.3	32	0.4	—	—	—	—	0.15	0.04	—	—	13	47	11.4	0.4	0.3
葡萄酒	12.9	10.2	72	0.1	—	—	—	—	0.02	0.3	—	—	32	33	1.6	0.6	0.8
黄酒	10	8.6	66	1.6	—	—	—	—	0.02	0.05	—	—	41	26	5.2	0.6	0.52
蒸馏酒 (58 度)	58	50.1	351	—	—	—	—	—	0.05	—	—	—	1	—	0.5	0.1	0.04

说明：

1. 本表选自中国预防医学科学院营养与食品卫生研究所编著《食品成分表》(全国代表值)。

2. "食部"是指分析工作者按照当地的烹调和饮食习惯，把从市场上购买来的样品(简称市品)去掉不可食的部分之后，所剩下的可食部分，简称"食部"。表中食部为每 100 克食物的可食部分。

3. 表中符号"…"为未检出；"—"为未测定；"TR"为痕迹量；"0"为不含此成分；[　]"为别名。

附录三 膳食计算与食谱编制相关表格

附表 3 – 1 食物成分计算表

餐次	食物名称	重量 (g)	可食部 (%)	蛋白质 (g)	脂肪 (g)	碳水化合物 (g)	能量 (kJ)	钙 (mg)	铁 (mg)	胡萝卜素 (mg)	维生素 A (IU)	维生素 B$_1$ (mg)	维生素 B$_2$ (mg)	尼克酸 (mg)	维生素 C (mg)
早餐	大米														
	面粉														
	鸡蛋														
	豆腐干														
	苹果														
	小计														
午餐	大米														
	猪肉														
	芹菜														
	番茄														
	鸡蛋紫菜														
	虾皮														
	酱油														
	色拉油														
	盐														
	小计														
晚餐	面粉														
	瘦肉														
	大米														
	酱油														
	盐														
	色拉油														
	小计														
	合计														

附表 3 - 2　膳食营养素评价表

营养素	蛋白质 (g)	脂肪 (g)	碳水化合物 (g)	能量 (kJ)	钙 (mg)	铁 (mg)	视黄醇当量 (μg)	维生素 B_1 (mg)	维生素 B_2 (mg)	尼克酸 (mg)	维生素 C (mg)
摄入量											
推荐量											
摄入量/推荐量 (×100%)											

附表 3-3　能量来源分配

类别	摄入量(g)	产生的能量(kJ)	占总能量的百分比(%)	标准(%)
蛋白质				10~15
脂肪				20~30
碳水化合物				55~65
合计				100

附表 3-4　一日三餐能量分配

餐次	摄入能量(kJ)	占总全日能量百分比(%)	推荐标准(%)
早餐			30
午餐			40
晚餐			30
合计			100

附表 3-5　蛋白质来源分配

类别	摄入量(g)	占总蛋白质摄入量百分比(%)	推荐标准(%)
动物类			⎫
大豆类			⎭ ≥30
粮谷类			⎫
蔬菜类			⎭ 50~70
合计			100

附表 3-6　不同人的标准系数

类别	标准系数		类别	标准系数	
	男	女		男	女
3~	0.56	0.54	18~		
4~	0.60	0.58	轻体力劳动	1.0	0.88
5~	0.67	0.63	中体力劳动	1.13	0.96
6~	0.71	0.67	重体力劳动	1.33	1.13
7~	0.75	0.71	60~		
8~	0.79	0.75	轻体力劳动	0.79	0.75
9~	0.83	0.79	中体力劳动	0.92	0.83
10~	0.88	0.83	70~		
11~	1.0	0.92	轻体力劳动	0.79	0.71
14~	1.21	1.0	中体力劳动	0.88	0.79
			>80岁	0.79	0.71

附表 3 – 7　中职女生一周食谱（周一）

餐次	饭菜名称	食物名称	食物重量(g)
早餐	牛奶	鲜牛奶	250
	二米粥	大米/小米	30/10
	馒头	标准粉	100
	果仁烩菠菜	花生/菠菜	25/150
午餐	大米豆饭	大米/芸豆	150/20
	牛肉炖萝卜	牛肉/萝卜	80/150
	烧油菜	油菜	80
晚餐	玉米面粥	玉米面	30
	包子	标准粉/韭菜/鸡蛋/小虾皮	150/150/50/10
	拌海带丝豆腐丝	海带丝/豆腐丝	50/50
	水果	苹果	100
	全日烹调用油	植物油	25

附表 3 – 8　中职女生一周食谱（周二）

餐次	饭菜名称	食物名称	食物重量(g)
早餐	牛奶	牛奶	250
	二米粥	大米/黑米	30/10
	花卷	标准粉	100
	炝三丝	胡萝卜/土豆/尖椒	25/80/30
	荷包蛋	鸡蛋	50
午餐	大米饭	大米	150
	尖椒干豆腐	猪肉/干豆腐/尖椒	30/150/10
	虾仁烧冬瓜	虾仁/冬瓜	20/80
	银耳汤	银耳	10
晚餐	发糕	玉米面/标准粉	50/100
	羊肉炖白菜粉条	羊肉/白菜粉/条	50/100/50
	水果	桃子	100
	全日烹调用油	植物油	25

附表 3 - 9　中职女生一周食谱（周三）

餐次	饭菜名称	食物名称	食物重量(g)
早餐	馄饨	标准粉/猪肉/紫菜/香菜	50/50/5/5
	烧饼	标准粉	50
午餐	二米饭	大米/小米	100/50
	烧茄子	茄子/青椒	100/30
	木须柿子	西红柿/鸡蛋	80/50
	瓜片汤	黄瓜	20
晚餐	玉米粥	玉米	100
	馒头	标准粉	50
	炒三丝	大头菜/绿豆芽/干豆腐	100/50/30
	水果	梨	100
	全日烹调用油	植物油	25

附表 3 - 10　中职女生一周食谱（周四）

餐次	饭菜名称	食物名称	食物重量(g)
早餐	汤面	挂面/菠菜	100/50
	整鸡蛋糕	鸡蛋	50
	牛奶	鲜牛奶	250
午餐	大米饭	大米	150
	红烧鲤鱼	鲤鱼	100
	拌凉菜	黄瓜/白菜/干豆腐	100/50/30
	紫菜汤	紫菜	5
晚餐	打卤面	挂面/猪肉/茄子/尖椒	150/20/150/20
	水果	香蕉	100
	全日烹调用油	植物油	25

附表 3 - 11　中职女生一周食谱（周五）

餐次	饭菜名称	食物名称	食物重量(g)
早餐	大米绿豆粥	大米/绿豆	30/10
	豆沙包	标准粉/红豆沙	50/50
	咸鸭蛋	鸭蛋	50
午餐	水饺	标准粉/牛肉/芹菜	200/80/150
晚餐	大米粥	大米	30
	花卷	标准粉	50
	炒土豆片青椒	土豆/青椒	80/30
	水果	桃子	100
	全日烹调用油	植物油	25

附表 3 – 12　　中职女生一周食谱（周六）

次	饭菜名称	食物名称	食物重量（g）
早餐	豆腐脑	豆腐脑	150
	烧饼	标准粉	100
午餐	春饼	标准粉	150
	玉米面粥	玉米面	30
	香辣肉丝	猪肉	100
	炒三丝	韭菜/豆芽/干豆腐	50/100/50
晚餐	大米饭	大米	100
	黑白菜	猪肉/白菜/木耳	30/150/10
	熘豆腐	豆腐	50
	排骨冬瓜汤	排骨/冬瓜	30/100
	水果	苹果	100
	全日烹调用油	植物油	25

附表 3 – 13　　中职女生一周食谱（周日）

餐次	饭菜名称	食物名称	食物重量（g）
早餐	豆浆	豆浆	250
	小米粥	小米	40
	煮鸡蛋	鸡蛋	50
午餐	大米饭	大米	150
	排骨炖豆角	排骨/豆角	200/150
	蚝油生菜	生菜	100
晚餐	馒头	标准粉	100
	蒜茸海带丝	海带	50
	白菜豆腐汤	白菜/豆腐	150/30
	水果	茄子	100
	全日烹调用油	植物油	25

（韦柳春）

附录四　教学大纲与教学时间

一、课程任务

《营养与膳食指导》是为中等卫生职业学校三年制各专业所开设的一门选修课程。营养与膳食是研究营养与人体健康关系的一门应用性学科,主要通过膳食调查与膳食计算、食谱编制、社区营养指导、医院膳食指导四个模块,介绍人体所需要的营养素及能量、食物的营养价值、社区不同人群的营养需求,营养与膳食在疾病预防、治疗和康复中的作用及医院膳食指导等内容。

通过上述四个模块的学习,使学生获得有关营养与膳食的基本知识,掌握营养与膳食指导的相关技能,并能够对社区不同生理和病理情况人群的营养需要和膳食原则,以及各类人群的合理营养及平衡膳食进行正确指导。

二、课程目标

(1)培养良好的职业道德意识,具有实事求是、严谨细致的专业作风和敬业精神。
(2)掌握营养与膳食指导的相关技能要求。
(3)熟悉营养与膳食指导各个工作任务的相关知识。
(4)能够对患者及社区不同人群开展营养教育和营养干预等工作。
(5)能为不同人群编制合理的食谱及具备配制简单平衡膳食的能力。

三、教学时间分配建议

教学内容	模块学时	课题学时
绪论	1	1
模块一　膳食调查与膳食计算	10	
课题1-1　膳食调查		2
课题1-2　膳食计算		8
模块二　食谱编制	8	
课题2-1　食谱编制的准备:确定标准人一日的食物构成		2
课题2-2　食谱的编制		6
模块三　社区营养指导	6	
课题3-1　社区人群的营养改善		4
课题3-2　社区人群的膳食指导		2
模块四　医院膳食指导	10	
课题4-1　基本膳食		2
课题4-2　治疗膳食		2
课题4-3　疾病的营养治疗		6
机动	1	1
合计	36	36